U0349942

也许微乎其微，
但我们正在改变世界！

动回生命

INS
LEBEN
ZURÜCK
BEWEGEN

克劳斯·霍特（德国）
唐文平（德国） ｜著

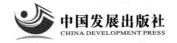
中国发展出版社
CHINA DEVELOPMENT PRESS

图书在版编目（CIP）数据

动回生命 /（德）克劳斯·霆特，唐文平著. —北京：中国发展出版社，2019. 6

ISBN 978-7-5177-0982-4

Ⅰ.①动… Ⅱ.①克… ②唐… Ⅲ.①保健－普及读物 Ⅳ.①R161-49

中国版本图书馆CIP数据核字（2019）第053701号

书　　　名：动回生命
著作责任者：克劳斯·霆特　唐文平
出 版 发 行：中国发展出版社
　　　　　　（北京市西城区百万庄大街16号8层　100037）
标 准 书 号：ISBN 978-7-5177-0982-4
经 　销 　者：各地新华书店
印 　刷 　者：三河市东方印刷有限公司
开　　　本：880mm×1230mm　1/32
印　　　张：6.375
字　　　数：89千字
版　　　次：2019年6月第1版
印　　　次：2019年6月第1次印刷
定　　　价：68.00元

联 系 电 话：（010）68990646
购 书 热 线：（010）67899620
网 络 订 购：http://zgfzcbs.tmall.com
网 购 电 话：（010）67899620　68990639
本 社 网 址：http://www.develpress.com.cn
电 子 邮 件：cheerfulreading@sina.com

从心而动

"每个人出生的时候，身体是新鲜的、器官是新嫩的、皮肤是新亮的。……到了30岁左右，人的身体就慢慢开始老化，肌肉慢慢萎缩。如果没有运动，到了60岁的时候，人体就会失去40%的肌肉。"

虽然我早就知道人体会随着年龄增长而自然老化，《动回生命》中的这段话还是震撼了我。

接到唐文平女士请我为本书撰写序言的电话时，我刚刚开始一个恢复生命力的全新训练，虽然方法与克劳斯·霆特医生的"整体综合健康训练"不同——我的方法是中国传统方式，但出发点和目标几乎完全一样。我如饥似渴地阅读了书稿，从中得到许多启示。《动回生命》使我对于恢复自己身体健康的使命感更加紧迫，同时信心也更加坚定，而书中的一些训练方法也给了我相应的启发。我想，这本书对许多需要恢复身体活力的人都是有价值的。

本书是一位德国医生——克劳斯·霆特和一位中德文化交流学者——唐文平博士精诚合作的结晶。本书的主要内容来自霆特医生，其中介绍的思想和方法脱胎于霆特医生的"整体综合健康训练"项目，但这本书的写作方式不是翻译，而是由本书第二作者唐文平博士直接以中文写作。在本书的写作过程中，唐文平博士与霆特医生进行了多次交谈和探讨，然后根据霆特医生提供的德文文字和诸多专业资料，加上她自己学习和尝试的各种运动和放松方式以及人生体会，写出中文书稿。也就是说，这本书没有现成的德文原稿，是中文首发稿。因此，这本书也可以说是中德文化交流的一项成果吧。

这本书告诉我们许多人的生命是如何陷入疾病、亚健康之类的困境的：自然衰老；外部的紧张与压力尤其是负面的紧张与压力，以及与之相关的不良心态；违反自然的生活方式。虽然书中所说的有关维护健康必要性的道理大都是常识，但以一位研究预防医学的医生的话语体系讲述，给读者传递的信息是有很大不同的。读这本书，我感到一种强烈的危机意识：对自身健康、对自己的生命状态的危机意识。书中写道："身体是时间的借出品，我们应该善待。健康是对自己负责，也是对他人负责。""生命是如此脆弱，不要等待推迟，以免为时晚矣。"

认真读这本书，也会让我们产生恢复生命活力的信心。每个人变老的过程是千差万别、快慢不同的：有些人虽然年事已高，却依旧年轻，60岁有着40岁的生理指标；有些人年纪虽轻，却已显老态，30岁就显现50岁的生理特点。法国老人雅娜·卡尔芒活到122岁，85岁学习击剑，100岁还在骑自行车。

除了鼓舞人心的榜样之外，书中介绍的"整体综合健康训练"方法更能切实地让我们树立"动回生命"的自信。霆特医生主持的这个预防性的健康活动项目，主要是培养纠正生活习惯的意识和动力，学习纠正生活方式的具体知识，练习纠正生活方式的具体方法，修复身心健康。他把这一套"整体综合健康训练"介绍给中国的读者，就是希望让大家了解这种进行全面健康训练的方法，并通过实践这种方法认识到，只要开始并坚持运用科学的方法，就可以纠正生活方式，修复身心，重获新生。

这本书体现出德国哲学的某些特质。这或许是因为德国是哲学发达的国度，或许与作者的职业有关。我有几位医生朋友，他们都有哲学家气质，常常说出一些发人深思的话来。我觉得，好医生就应该同时是哲学家，所谓"医者意也"，不懂哲学的医生，难以进入患者的心灵，从根本上医治伤病。事实上，被称为西方医学创始人的古希腊医生希波克拉底，就是一位富有哲学家气质的人，他所著的名为《箴言》的论文集，辑录了许多关于医学和人生的至理名言。他记录了很多疾病的症状，观察到"疾病不是从天而降，而是很多小小罪过的积累及其后果"。他所说的"小小罪过"就是我们日常生活中的各种细节：忙碌不停、没有时间、懒于活动、缺乏运动……这既是医理，显然也是人生道理。

书中引用的一句德语俗语说："有人送你坚果，砸开还得靠你自己。"修复身心、重获健康，是我们自己的责任，取决于我们自己的行动。这个观点我深为赞同。前文说到的我正在进行的恢复生命力的训练，其实晚了28年。28年前我就学习过这种训练方法（中国称之为修行或练功），但我从未认真实践过，以致五十多岁就遭受疾病重创。一个月以前，我忽然猛省，意识到再不开始真正的训练就可能面临危及生命的危机，于是开始了认真的训练，并迅速开始受益。

经过半个月的训练，我树立了信心，坚信自己不会半途而废，也坚信自己能够恢复生命的活力。由此我体会到：我们的行动，源自我们的心。我们只有从内心认识到应该行动，我们能够行动，我们才会真的付诸行动，我们也才会持续我们的行动，直至成功。

就在写这篇序言的休息时间，我尝试了书中介绍的"办公间歇操"练习8——放松肩膀肌肉，以及练习9——放松眼睛的训练，令人惊叹的是，我真的收到了初步的效果。

"动回生命"，贴切的概念。朋友，动起来，回到生命的活力状态吧！

包月阳

写于2019年6月初，北京亦庄

致中国读者

从出生的第一天开始，每一个生命都在生长变化，每一个生命都要走过相同阶段，每一个生命都拥有不同期待，每一个生命都要经受各种考验。从牙牙学语到学前教育，从进入小学到大学毕业，从实习求职到晋升立业，从恋爱到成家，从工作到退休，每一个生命都在经历各种评判，每一个生命都在承受不同的压力，每一个生命都在全力以赴，每一个生命都希望做到最好。

我是一名医生，开办诊所治疗疾病已经30多年，看到过各种各样的生命。回顾这些年来的观察和经历，世界变得错综复杂，世界文化受到冲击，社会价值观受到挑战……我有一种挥之不去的感觉——人类似乎在古希腊、古罗马度过了童年，在中世纪度过了中年，而老年则处于一个巨大的无名时代。

一切都如此紧张、快速，导致肉体老化，心灵脆弱，身心受伤，生命精疲力竭。多少人由此病痛缠身，未老先衰，抑郁焦虑。生命陷入这样的困境，是因为我们生活方式异化，违反了生命的自然规律，打破了生命的平衡，忽略了生命的本性。

我们希望跳出这个困境，还原生命。我们在寻找各种"灵丹妙药"。还原生命，就是回归生命，就是按照生命的本性生活，恢复生命的平衡。这就要求我们纠正有违生命自然规律的生活方式，更正与生命本性不符的生活习惯，定期运动，均衡饮食，学会放松。这些看似简单，每个人都可以做到。但是，它们又是如此困难，不是每个人都能坚持。惰性和借口阻碍开始和坚持。有时，相关专业知识的欠缺，也让人缺乏科学的指导。

我从事医学工作多年，关注预防医学，常年主持"整体综合健康训练"项目。这是一个预防性的健康活动，主要是培养纠正不良生活习惯的意识和动力，学习纠正不良生活方式的具体知识，练习纠正不良生活方式的具体方法，及时修复身心健康。

我愿意把这一套"整体综合健康训练"介绍给中国的读

者，让大家可以了解这种进行全面健康训练的方法，也可以认识到，只要开始并坚持，拥有科学的知识，就可以纠正生活方式，修复身心，重获新生。

同时，我也把自己一些相关的知识和经验分享给中国的读者，帮助大家培养全面的健康管理意识，获得健康训练的基本知识，鼓励大家开始一种符合自然规律的生活方式，修复并保护自己的身心。

德国哲学家叔本华曾说，"健康是我们拥有的最高财富"。健康是我们生活的幸福和乐趣。修复身心、重获健康、再返青春，取决于我们的自我责任，取决于我们自己的行动。只要动起来，我们就可以重回生命。因为，生命就是认可变化，改变自己。这样，我们就能获得时间，拥有梦想，体验未来。

克劳斯·霍特

克劳斯·霆特

克劳斯·霆特（Klaus Tinter）是德国医学博士，主要专业为全科医学、运动医学、男性医学以及疗养医学。

霆特医生1950年出生于德国弗兰克恩森林的斯德本温泉地区，青少年时期喜爱运动，多次获得州际跑步冠军。大学就读于医学和化学专业，通过了德国国家医学考试并获得医学博士学位，成为全科、运动医学科以及男性医学科的专业医生，并于20世纪80年代中期建立了自己的诊所。

早在医院工作期间，霆特医生就开始为足球运动员提供运动医学方面的治疗。建立诊所之后，除了治疗一般的疾病，霆特医生还接受很多在运动中受伤的病人，成为当地首个治疗运动受伤的医生。很多世界冠军、奥运会冠军都是霆特医生的客人。他们在霆特医生的指导和陪伴下，进行身体恢复、从事训练、准备比赛。

霆特医生重视预防对于健康的意义，坚信预防是医学的重要任务，是医学的未来，是医疗行为的基础。他推崇"上医治未病"的理念，积极从事预防性健康事业，倡导通过纠正不良的生活方式来修复并保持身体健康。多年来，霆特医生不断通过各种方式普及预防性健康知识。

霆特医生策划、组织并主持每年一次的"相会偶像"的活动，邀请著名的运动员举办运动和健康讲座，这些运动员中有很多是能够载入世界运动史的传奇人物。例如：传奇赛跑运动员埃米尔·扎托佩克；足球世界杯和欧洲杯冠军保罗·布莱特纳；女子百米赛跑曾经的世界纪录创造者蕾纳特·斯特契；世界纪录创造者、奥运十项全能亚军于尔根·辛吉森；世界杯和奥运冠军以及跳台滑雪四站赛全部四站冠军获得者斯文·汉纳瓦德；曾任中国国家足球队教练的克劳斯·施拉普纳等。

霆特医生一直关注运动对于普通人的作用，他努力宣传运动的意义，讲解正确的运动理念。为了能够让更多的人亲身体验、学习并持续实践运动和健康知识，培养有意识地生活的态度，霆特医生从90年代起策划并主持适用于普通人的健康训练，组织了由医疗手段支撑的运动、饮食和放松等各方面的全面健康训练——"整体综合健康训练"，让很多人重获活力和健康。

霆特医生身体力行，坚持每周运动。他推崇中国的哲学思想以及中医的很多理念。在他诊所候诊室的墙上写有"守静而后知好动之过"的德语译文。霆特医生的医疗团队有多名医护助手，她们已经任职多年，具有极强的心里素质，善于理解病人，友善平和。

第一章

青春与健康的渴望

德国的中部山地，有一个国家自然公园——弗兰克恩森林。弗兰克恩森林是一片原始森林，东接图林根森林，南临费希特山脉。19世纪，德国自然研究者亚历山大·洪堡曾在这里寻找金、银、铜等矿物。除了金、银、铜这些矿物，这个地区最独特的资源是碳酸、氡以及沼泽泥，它们可以用于治疗关节炎、脊椎病、心血管等疾病。因为有着茂密的树林、清新的空气、丰富的矿物，弗兰克恩森林成为一片让人再生的土地。

　　这片森林地区有一个温泉小镇，是19世纪的皇家温泉，洪堡当时居住在此。小镇有3000多居民，现代的温泉浴场，幽静的温泉疗养公园，众多的度假房屋。温泉浴场里可以用沼泽泥敷背；疗养公园的小屋里可以饮用矿物水；从温泉公园起步，可以选择风景、地形各异的线路徒步。

　　我的诊所就在这个温泉小镇。到我诊所来的人，有的是当地的居民，有的是来小镇度假的游客，有的是来做康疗的客人。做康疗的人住在诊所旁边的酒店，我为他们做医疗检查，制订康疗方案。他们来到这里享受绿色清新的自然，借助现代医学手段，使用天然的矿物温泉和矿物饮料，修复疲惫和衰老的身体，恢复和保持活力。由于独特的自然条件，很多竞技运动员乃至奥运冠军也来到这里恢复并训练，以准备比赛。

　　除了度假和做康疗的人，每年还有上千人来到这个小镇，来到我这里，参加健康训练。我做医生多年，除了一般的看病治疗，还特别关注预防医学和运动医学，20多年来一直在主持一个名为"整体综合健康训练"的项目。**这个健康项目以预防为主，通过运动、饮食、放松以及心理等各个方面的综合训练，达到纠正生活方式与修复身心的目的。**

　　在过去的20多年中，我接触了上万名健康训练的参加者。他们有的还年轻，30多岁，有的已经年长，接近60岁；有的是工人，有的是项目经理，有的是总裁；有的搞技术，有的做销售；有的瘦，有的胖，有的高，有的矮；有的喜欢说话，有的喜欢安静；有的喜欢跑步，有的走两步就要喘气。这些人，他们如此不同，但却又如此相似：他们忙于工作，忙于家庭，没有自己的时间，忘记关心自己。他们都很疲劳，身体已经发出了不同的信号：有的膝盖疼痛，有的腰背僵硬，有的血脂高，有的睡眠差，有的肚子挺起来，有的精神郁闷。他们都进入了风险年龄段，身体不再年轻，变得脆弱。

这种身体状态让他们感到不适，很多事情力不从心。但是他们中的很多人却轻视并承受这一切，觉得自己还不是很老，还可以支撑，疲劳和疼痛忍一忍就过去了，无关紧要，他们还有所谓更重要的事情要做，没有时间和精力关心身体的"小痛小痒"。

在生活中，很多人都是这样。他们要工作，追求成功，要克服种种困境和危险，因此忘记自己，忽略自己的身体，把身体作为工具，把生命当作抵押，以期排除危机，避免失败，获得成功。"拼命工作""带病坚持""废寝忘食"这些词语常常被用来表达对杰出人物的赞赏，其实他们为此付出的代价只有他们自己知道：孤独寂寞、疾病缠身、过早衰老，甚至付出生命。

在主持健康训练的这么多年里，我跟每个参加训练者都有深入的谈话。有一个参加者曾经告诉我说，他已经好几年没有去看医生了，没有特别大的事情，为什么要去医生那里呢？如果没有生病，自我感觉也不错，没有必要去医生那里。腰酸腿痛、感冒头痛，都是小伤小痛，忍忍就好，睡一觉就恢复，没有必要大惊小怪。而体检预防也是老人的事情，他还不老，正值壮年，身体没有问题。这位参加者的想法和感受，很有代表性。在德国，有34%的男性像这位参加者一样，虽然他们有医疗保险，却尽量回避看医生和体检。大多数人觉得去医生那里是浪费时间，等的时间太长，而且也查不出什么问题。他们觉得自己肯定是健康的，身体不会有问题，所以没有很强的预防疾病的意识，更谈不上为健康做些预防方面的事情。

这位参加者也经历了那种把身体当作工具的痛苦，但是他没有想到要做出改变。那一次，他获得了参加健康训练的机会，在来到我们这里之前必须先去居住地的医生那里做一次体检。当时他还很自信，以为自己天生就像运动员，体能肯定不错。但是，严格的体检以及体检报告打破了他对自己的想象，毫不留情地揭开了他那看似健康的面纱，展现了一个日渐衰弱的男人的真相。一个缺陷累累的标准样板：在单人踏车上进行耐力测试的时候，没有一会儿他就气喘吁吁，不再像20多年前那样踩踏得飞快；测试肺活量的时候，他没有太多的力气吹气；抽血的各项指标也出乎他的意料。医生的表情和解释让他明白自己身体的风险：体重过重、腰围过大、血压偏高可能发展成高血压，胆固醇、三油甘酯以及血糖等超标，已经对心脏构成威胁。他家里的长辈也有过这些问题，所以他有这方面的遗传可能。当医生询问他是否定期运动、是否抽烟、是否喝酒的时候，他更意识到了问题的严重性，完全灰心丧气。

他没有想到自己的身体如此虚弱不堪。年轻的时候他可不是这样。多年的工作和生活，身体以不变的节奏日复一日地运转，这把他固定在懈怠麻木的链条之中，让他无法动弹，他只是被动地消耗自己的身体，身体已经极度无助。长期的压力，也给他的心理增加负担，有的时候他会感到一种对生活莫名的恐惧，这种恐惧就像麻药，麻醉并压制他的动力和勇气。其实到了这种时候，危险已经很近，不能掉以轻心了。

他得到参加健康训练的机会。即便是在这个时候，他都还没有完全意识到事情的严重性，还在矛盾：是按部就班、安于现状、继续支撑，还是拿出三周的时间，放开一切工作和义务，为自己和自己的身体做些事情。他在做体检的时候都还在犹豫，觉得工作、家庭都需要自己，不能走开。但是，体检医生给他严厉的警告，为他的健康担心，同情他，鼓励他，告诉他说，参加这次健康训练对他具有生死的意义，比什么都重要，"现在还为时不晚，但是你必须去做，如果你不去做，不去改变，没有人可以帮助你，什么都不会改变。"

　　体检的结果、医生的话，强迫他开始思考自己以往的生活。他慢慢意识到，自己以往的生活和工作方式很不健康，如果不改变不纠正，身体会继续加速老化，暴发疾病，他将无法阻挡身体被摧毁的过程。于是，他终于下定决心，安排好各种事务，来到温泉小镇，参加健康训练。

　　许多健康训练的参加者都有类似的经历。他们中的有些人自己已经感觉到身体不适，听从医生的建议，希望来到这里得到及时救助；有些人具有健康意识，但是平时没有时间、惰性太大，希望来到这里得到动力；还有些人非常具有动力，希望来到这里找到合适的方法。

　　光阴似箭，人生转瞬即逝，不经意间就从幼年、青年进入到中年、老年，身体发出各种疲劳和衰老的信号：昨天还轻而易举做到的事情今天却力不从心；原来身体可以负担的，现在却难以承受；以前只是小痛，现在却是大病；从前事无巨细全部记忆，现在则转身忘记手头之事。从青年到中年再到老年，自然让身体老化，生活和工作让身心疲惫。蓦然间，另外一个自己呈现镜中，逝水流年的感觉油然而生，难道青春和无恙就这样消失？

《永远年轻》是德国摇滚乐队Alphaville1984年推出的一首歌曲。这首歌曲表明了人类最为珍贵的渴望——永不逝去的青春，"我愿永远年轻"这个伤感的旋律，述说了八十年代苦与甜的生活情感。无论生活如何，谁不愿意长久精力充沛，谁不愿意神清气爽，谁不愿意永远拥有青春的容颜和体态，谁不愿意感受重新开始的愉悦心境，谁不愿意长久健康？

这些愿望埋藏在每个人心中。但不是每个人都愿意为此积极行动。不少人企图依靠魔法留住青春，寻求灵丹妙药保护他们不得疾病。有些人以为有了医生就拥有健康，吃了补药就可以坐享青春。他们不愿意自己行动，而把希望托付给他人和外在之物。

　　然而，保持青春与健康，不是魔术，不是自动发条，可以不动自转，坐享其成。**青春和健康不是来自灵丹妙药，也不是他人给予的赠品。要长久青春和健康，必须依靠每个人自身，依靠每个人的行动。**

　　青春与健康，健康是生命的前提，也是生命的首要责任，爱尔兰作家王尔德将其称作"生命的第一义务"。

　　健康是一个整体概念。按照世界卫生组织的定义，健康**"不仅仅是身体没有疾病和缺陷，而是一种身体、心灵与社会关系三方面的舒适和愉悦状态"**。身体、心灵与社会关系相辅相成，是一个高度复杂和紧密的整体。身体、心灵与社会关系的舒适和愉悦取决于每个人身体的先天条件，也取决于每个人的生活方式，更取决于每个人的生活环境、社会环境以及自然环境。

　　健康面对各种困难、义务、欲望的挑战，受到遗传基因的影响。身体是健康的载体：心脏起搏跳动，如同发动机；血管和神经绵延，构成供应和控制网络；大脑思维，提供软件；性格、职业以及社会环境，影响思维和行动。

　　健康如同波浪，起伏不定。我们要随时关注自己，不要忽视身体发出的各种信号，否则身体就会在不知不觉中衰竭或者突然崩溃。

生命是一段时间的旅行，蜿蜒曲折，需要每个人不断重新定位。生命旅行时间的长短、旅行的方向以及旅行的速度取决于我们自身，取决于我们是否拥有智慧、是否具备意志和动力、是否拥有愉快的情绪、是否能够随时调整自己。我们来自哪里并不重要，重要的是我们要想要走向何方。

我们全身投入工作，倾心关爱家庭，却忽略自己的身心。父母给予我们身体，但是保护身体，纠正身体出现的问题是我们自己的责任，正如一句德语俗语所说，**"有人送你坚果，砸开还得靠你自己"**。

我们要依靠自己，承担起对自己的责任，不要自怜自艾，留恋消失的一切，抱怨现有的一切，伤感未来的一切；我们不要屈就工作的神话，否认或者忽视自己的需求和理想；我们要克服薄弱的意志，走出安逸懈怠的状态，尝试新的东西，重回生机勃勃的面貌，再造活力四射的身体。

我们应该倾听自己的身体和心灵，使我们更加智慧，给予命运一个新的机会，给予我们的身体和精神一个再生的机会，抵抗过早衰老，修复身心。

我们所要做的就是从现在开始，寻找适合自己的方法，选择适合自己的运动，均衡搭配饮食，充分放松身体和精神，选择和建立令自己愉悦的社会关系。

只要开始行动，这是可以做到的。20多年来，我每年每月都看到这样的行动和变化。来到我们这里的健康训练参加者，三周一换，老的走了，新的来了，我看到他们到达时候的状态，观察到他们离开时的神情。他们在仅仅三周训练之后发生的身心改变，总是让我欣慰，让我看到自己工作的意义。我想告诉大家，**只要开始行动，身体和心灵就可以复活**。无论多大年纪，无论什么时候，每一个人都可以马上开始为自己的青春和健康行动。正如美国前总统肯尼迪所说："如果不是现在，是何时？如果不是这里，是何处？如果不是我们，是何人？"

第二章

青春与健康的挑战

青春与健康是人类长远的渴望，但青春与健康也面临永远的挑战：随着年龄的增长，身体自然逐渐老化，身体的各个功能衰退减弱，慢慢出现疾病；同时，在生活和工作之中，身体承受诸多压力，容易积劳成疾，未老先衰；而越来越多违反身体自然规律的生活方式也加速着身体的衰老，加剧着疾病的生成。

　　几千年来，人类都在思考生命，研究生命衰老的问题，寻找各种疾病的起因以及治疗疾病的方法。人类已经认识了身体衰老过程，解剖了人体基因结构，也找到了很多疾病发生的原因：人体衰老的快慢、寿命的长短以及疾病的产生，其中1/3的因素与人自身的生理和基因有关，2/3取决于人的生活方式、自然环境以及社会环境。

一、变老

每个人出生的时候，身体是新鲜的、器官是新嫩的、皮肤是新亮的。一切都刚刚开始，一切都要发育生长，身体才能逐渐成熟完善。到了30岁左右，人的身体就慢慢开始老化，肌肉慢慢萎缩。如果没有运动，到了60岁的时候，人体就会失去40%的肌肉。在这期间男性的双臂、双腿的肌肉和力量将同时减少，女性双腿的肌肉和力量则要比双臂的萎缩消失更多。

肌肉是人体活动的基础，支撑并连接人体的身躯、四肢和关节。肌肉萎缩和消失，身体就会变得疲软笨拙、韧带僵硬，让人举步艰难、容易跌倒摔跤；肌肉的萎缩和消失，也会导致身体消耗的能量下降，燃烧的脂肪和糖减少，使得脂肪和糖堆积在身体里面，体重毫不留情地增加，相关疾病也随之而生。

除了肌肉萎缩，人体生理上的老化还表现为身体里氧气含量、维生素、矿物质以及骨骼等各个方面的变化：肺活量以及最大氧气吸收量降低、男性和女性的激素分泌减少、维生素D和甲状腺激素下降、骨质密度降低、心血管功能减退、消化系统功能弱化、新陈代谢减弱、视力减退等。这些身体老化的现象，是不可逆转的生理过程。

对于年纪尚轻的人来说，健康就是没有小痛小痒；对于年纪稍长的人而言，健康就是没有重症疾病。年长的人，失去多于得到，青春、活力、激情、梦想和爱的能力慢慢远去。变老是一个"赔本生意"，人的体力和精力就像下跌的股票，赢利越来越少。变老的过程是人体的变形，再现的是人体在生命各个阶段的生理特征，在脸上、身上和精神上刻下痕迹：深浅的皱纹演示在面部这个命运的荧幕上；稀疏的头顶展示着无法回转的生命流逝；无神的眼光、哆嗦的手、失去的记忆、对安静和平安的渴望，这一切都像德国作家托马斯·曼形容的那样，"是痛苦与光耀的奇妙交织"。"变老，不是懦夫所能做到的事情"，美国电影演员梅·韦斯特这样表达她对变老的感受。

变老，是一个涉及整个身心的老化过程，年轻的时候几乎察觉不到。**随着时间流逝，在周围人的反应和态度中，衰老逐渐呈现出来。**突然在某个时刻，成为不可否认的现实，好像命中注定，生下来就是为了老去。

人都是要老的，从古到今，不管愿意不愿意、伤心不伤心，每个人都不得不面临这个问题，并思考这个问题及其后果。无可奈何的是，当身体日渐衰竭、生命以死亡告终的时候，人面对的是一个不能取胜的抗争，身体的解体命中注定。

但是，变老的过程却是千差万别、快慢不同，每个人的生命之钟也长短各异：有些人虽然年事已高，却依旧年轻，60岁有着40岁的生理指标；有些人年纪虽轻，却已显老态，30岁就显现50岁的生理特点；有的人80岁高龄，依然健步如飞；有的人20岁出头，却一动就喘；有些人在盛年之时已经离世，有些人到高龄依然精神抖擞；有些地方的人容易早逝，有的地区的人则可以长寿。

法国老人雅娜·卡尔芒活到122岁高龄，85岁学习击剑，100岁还在骑自行车。哥斯达黎加西海岸的渔民以及撒丁岛上的居民也以长寿知名。

美国有一个长期的跟踪研究，调查了影响身体老化以及中老年健康的因素，其中制定了教育程度高、解决矛盾能力、有稳固的伴侣、定期运动、体重不超重、不吸烟、不饮酒这些标准条件。这个跟踪研究的参加者，有50%的人在50岁之前达到了上面这些条件中的6个，他们在80岁时候身体依然健康，而那些在50岁之前只达到上面这些条件中3个或者更少的人，则衰老很快、疾病缠身。

医学家研究了意大利西海岸阿西亚罗利村民的饮食习惯，他们的食物主要以鱼、新鲜蔬菜和自己种植的水果为主，富含欧美加3脂肪酸。这种"地中海式"饮食习惯，有利于健康和长寿。

这些例子说明，人体的老化、生命的长短，是因人而异的。除了基因，生活方式、生活习惯以及生活的自然和社会环境是直接的影响和决定因素。**良好的生活方式以及生活环境可以增强身体的免疫力，延缓身体老化过程，减少疾病。**

延缓身体的自然老化过程，预防并减少疾病，保持健康，这是高质量度过独立自主中年老生活的前提，是每个人的愿望。要实现这个愿望，需要积极的生活态度，不必追悔过往的得失，也不把今后的目标看得太重。当下的瞬间才是计算时间的单位，要充分利用和体验每一个当下的瞬间，克服懈怠和惰性，开始行动。

克服懈怠和惰性，就是不找任何借口闲散懒惰，鼓励自己坚持活动身体，从事运动。**无论是年轻的身体还是正在变老的身体，都有权利要求活动和运动，得到保护。**

　　德语里说"不动则锈"。缺乏体力活动和运动，是身体过早衰老、产生疾病的一个重要原因。如果自认不再年轻而放弃身体的活动和运动，只会加速身体的衰老。相反，如果有决心、有动力，坚持活动自己的身体，就可以有效推迟和延缓身体的老化，避免疾病产生。

　　"流水不腐，户枢不蠹"，活动身体，特别是适量的运动，能够让人容貌年轻、体态优雅、挺胸抬头、关节灵活，身体各个功能健康正常。这样，可以节省看病的时间和费用，减少自己、家庭和社会的负担，这是一个多么简单美好的思量。

　　在运动的同时，均衡搭配饮食，选择好的居住环境，建立和保持和谐的社会关系，也是延缓衰老、保持青春和健康的良好生活方式。

　　建立良好的生活方式，可以从青少年的时候开始，也可以在任何一个时候开始，任何时候都不会为时已晚，都可以修复也许已经老化和病痛的身体，恢复活力和健康。

二、恶性紧张与压力

人的身体老化，是人体内在必然的生理过程。压力则是人体对外界刺激产生的反应。

德语和英语里面描写压力的词是Stress，表达生物和人对过度的外界刺激做出反应，出现紧张、焦虑、担心以及恐惧等状态。在本书里，我们用"紧张与压力"来表达这种状态。

"紧张与压力"来源于外界存在或出现的刺激因素。身体嗅觉、味觉、视觉、听觉以及触觉等感官接受并感知外界的刺激因素，通过神经系统传递给大脑，大脑发出电流信号，通过神经传导给腺体组织，释放出压力激素、肾上腺素和可体松，启动应对机制。

在紧急情况下，人体的神经系统和各个器官会像消防队一样发出尖响的警报：心跳加速、汗腺启动、血管收缩、血压上升、瞳孔扩大、肌肉紧缩、脑力和注意力提高、胰岛素增加、糖原分解增多等。为了保证心血管系统有足够的能量，消化系统、生育系统和免疫系统会处于瘫痪状态，排尿也减少。在紧急救援之后，身体的急救中心才会解除警报，恢复一般状态。

在日常生活中，我们常常面对各种各样的外界刺激，产生"紧张与压力"。例如：去森林徒步的时候，突然看到叶子上的小毛毛虫；切菜的时候，手被刀划破；吃鱼的时候，鱼刺卡在喉咙里；冬天的时候，衣服穿得太少等。这些外界的事物刺激感官，我们就会感到害怕、疼痛、担心、寒冷等，造成身心的紧张与压力。

"紧张与压力"是身心受到外界刺激而产生反应。外界的刺激因素有的来源于自然，有的来自生理，有的起源于社会。**"紧张与压力"有的时候从生理上表现出来，有的时候从心理上表现出来，两者相互关联、互相影响。**

有的外界因素对我们提出一定的挑战，例如一个新的任务、一场重要的演出、一次决定性的比赛，要求我们全身心投入，会给我们造成"紧张与压力"。如果掌握适度，可以承受，这样的"紧张与压力"能够提高动力，增强创造力，具有积极效果。这样的外界因素可以称作正面的外界因素。

正面的外界因素可以引发积极的"紧张与压力"。积极的"紧张与压力"能够提高我们的注意力，改善我们的体能并且不对身体造成伤害，所以被称为"良性紧张与压力"。例如，如果做一件自己喜欢的事情，身心全力投入，尽管疲劳却感到幸福。"良性紧张与压力"有利于保护我们的身心、平衡我们的情绪。

　　负面的外界因素来自各个方面，有的来自环境，例如空气污染；有的来自饮食，例如过度喝酒、食用过期的食品、摄入过量的脂肪；有的来自身体的疾病，例如发烧、癌症、身体受伤；有的来自我们的行为，例如长时间工作、手机电脑不离手；有的来自社会环境，例如被人嘲笑、吵闹的家庭、过高的期待和责任等等。负面的外界因素如果过多，超过我们身心的承受能力，就会产生负面消极的"紧张与压力"，让身心失去平衡，受到伤害，这样的"紧张与压力"被称为"恶性紧张与压力"。

　　如果我们的身心不断面临负面因素的刺激，我们又不采取措施，减少并消除这些负面因素，就会长期处于"恶性紧张与压力"之中，身心衰弱、衰老加快、各种身体疾病出现，心理抑郁，甚至患上厌倦症。

　　我们常常说压力太多太大，通常指的就是"恶性紧张与压力"。"恶性紧张与压力"来自负面压力源，来自不好的外界因素，它们大多数是人为的。因此，"恶性紧张与压力"也是人自己造成的。

如果我们过度使用身体，身体就会紧张。例如，当我们长时间坐在电脑前工作，或者总是低头盯住手机发送信息，眼睛就会紧张，肩膀和背部的肌肉也会紧张僵硬，身体就会疼痛；当我们抽烟或者喝酒过多，使得肺和肝不能承受并代谢进入身体的烟雾和酒精时，肺部和肝部就会出现疾病，让身体承受着"恶性紧张与压力"。

如果我们过度使用大脑，大脑也会紧张。例如，我们每天通过互联网接收各种信息，通过手机不停地发送各样信息，大脑不停地在接收和反应。手机和电脑像是魔术器，利用它们，我们可以在办公室给孩子打电话，同时回复一个客户的邮件并签收快递；在开车的时候谈业务、接订单。在生活中，很多事情交织一起，需要同时完成：求职工作、成家立业、关心孩子的教育、安排父母和祖父母的生活。在这些过程中，大脑在不停地运转，无法安静空闲，因此我们容易注意力不集中、睡眠质量下降、记忆力下降、做事常常出错等等。同一个时间完成不同的事情，不停地在各个任务之间快速转换，大脑就像在流水线工作，机械地完成一个又一个的信息。这为我们制造出一种假象，好像大脑还运转正常，但这只是由于我们还能支撑，还没有倒下，所以还意识不到大脑承受的"恶性紧张与压力"。

如果没有恰当的人生态度，没有和谐的社会关系，对很多事情把握不当，心理也会经受"恶性紧张与压力"。例如：与同事发生矛盾、跟父母关系不好、没有得到期待已久的职位、无法完成一些工作，这些因素会让我们生气和烦恼；此外，如果对自己要求过高，任何事情都要做得完美无缺，都要比他人更好；如果对孩子期望很高，希望他们成为最顶尖的人才，这些都容易滋生焦虑和担心。生气、焦虑和担心，是心理"恶性紧张与压力"的表现。

在今天这个信息化的社会里，每个人似乎都是"重要人物"，能够时刻被人关注、被人问候。我们可以随时被找到，也随时可以找到他人；我们电脑和手机不离身，好像是带着日程表的生物体，忙个不停，似乎想以破纪录的速度完成生命到死亡的过程。我们不停地工作、不停地奔波，因为事业、学业、商业等重要事情需要完成，需要做得更大、更多、更强，必须比他人做得更好。

動回生命

　　我们常说，"没有时间""现在很忙"，总是担心错过什么，担心失去某些社会关系，不停地约会、聚会、开会，没有时间安静吃饭，没有时间坦然睡觉，有的时候甚至连生气的时间也没有了。"夜以继日""废寝忘食""通宵达旦""马不停蹄"这些词汇成为描写忙碌状态的褒义词，好像只要能够达到目的、抢到时间，就可以忘记一切生命的自然规律。

　　在这些忙碌之中，我们的身体和心理已经极度紧张，压力已经达到极限，它们慢慢聚集，攻击我们的心灵，烧焦我们的内心。尽管如此，很多人还是苦苦支撑，不愿意放手。

　　德国哲学家康德说过，"这种愚昧的忙碌是我们人这种动物的特征"。自古以来，人似乎就是为忙而生，早在古罗马时代，哲学家和政治家塞内卡就描述过他那个时代的忙碌，"那些商人和演讲者整天来回奔波，误以为这样可以在他们年老退休的时候享受到想要的一切"，但是，也许在还没有到达退休的时候，他们已经倒下。与时间无休无止的拼比，是产生"恶性紧张与压力"的一个重要因素，这不仅仅是个人问题，也是全社会面临的问题。

在"恶性紧张与压力"的状态中，人的身体会产生大量的压力激素，因此变得过于敏感，就像调错的警报器，容易心烦、心焦。长期的"恶性紧张与压力"，让身体产生但无法迅速消除压力激素，它们堆积停留在身体里面，成为身体持续的敌人，造成身体器官功能失调、免疫力下降、睡眠障碍、心血管疾病、肠胃病、腰背疼痛、性功能障碍等等。

"恶性紧张与压力"不仅增加疾病的发生，同时加速身体的老化，白发早生是最外在的表现。

"恶性紧张与压力"就像炮火一样轰炸我们的身体和心灵，随之而生的是疲惫和疾病、不满和抱怨、害怕和恐惧、焦虑和抑郁。绝望的黑洞扩大，造成对生存意义的怀疑。

"恶性紧张压力"给人带来身体和心理的伤害，它的负面压力源大多是人为的。**要避免"恶性紧张与压力"，必须从我们自身开始，减少并消除人为的负面压力源，寻找解除"恶性紧张与压力"的办法，跳出"恶性紧张与压力"的陷阱。**

我们要避免或者减少对身体的过度使用，保持身体的平衡舒适。如果身体发出警告信号，应该立刻采取更正的方法，恢复身体的平衡。

我们应该学会评估"恶性紧张与压力"，学会与它打交道，提高抗压能力。如果"恶性紧张与压力"的状态已经危及健康，也不必害怕，我们可以看到其中潜在的机会，把它看作是命运送上的一份礼物。"危机"在中文里面由"危"和"机"两个字组成，也就是危险和机会并存。我们的机会就是借助这个危机，重新看待自己，调整人生的态度，更正生活和工作方式，放松自我、修复身心。

三、违反自然的生活方式

除了"恶性紧张与压力"，造成过早衰老、疾病频发的另一个重要原因就是违反自然的生活方式。

古希腊医生希波克拉底是西方医学的创始人，他在那个时候就已经记录了很多疾病的症状，观察到"疾病不是从天而降，而是很多小小罪过的积累及其后果"。

他所说的"小小罪过"就是我们日常生活中的各种细节：忙碌不停、没有时间、懒于活动、缺乏运动……这些是很多人的生活常态。有些人出门坐车、开车，上楼必须电梯，走路成为负担；有些人长时间开会、聚会，几个小时静坐不动；有些人喜欢瘫倒在沙发上看电视，几小时在电脑前不动；有的人甚至不愿意做基本的家务，一切找人代劳。忙碌和惰性使很多人处于被动的生活状态，他们没有耐力、心血管功能弱化、肌肉缺乏力量，像融化的巧克力一样松弛，无力支撑骨骼、颈椎腰椎突出、腰酸背痛、关节僵硬，身体全面过早老化，产生各种疾病。

与缺乏运动相同，饮食习惯不当也是现代生活状态里的一个"罪过"。一日三餐，似乎是太平常的事情，因此不受重视。法国有名的厨师保罗·博古斯曾经描述很多人的饮食习惯，说他们"已经不知道怎么吃饭，只会狼吞虎咽"。有些人少有时间安静地享用一份搭配合理的早餐；有些人喜欢晚上聚会聚餐，摄入过多食物；有些人看电视的时候吃各种零食，带着填满的肠胃入睡；有些人失去饮食的节奏，也无法控制饮食的数量和质量；有些人不懂合理搭配食物，吃下很多身体不需要的食品，身体却缺少需要的基本物质；有些人摄入食物的能量过多，有的人摄入食物的能量太少；还有些人在生活中出现危机没有感情寄托的时候，也会失去理智，用吃来填补空虚，使"吃"成为一种瘾。

有些人为了减少体重或者保持身材而节食，过度限制摄入食物的数量和种类，希望通过降低热量，快速减轻体重。这样的节食减少体重的方法是不尊重身体，长期来看有伤身体。如果身体每天摄入的能量低于1000卡路里，将无法保证身体对于能量的基本需求；身体如果过度缺糖和脂肪，也会导致情绪变差、神经敏感紧张；如果缺少其他矿物质和基本元素，身体也会出现不同的问题。同时由于过度节食缺乏营养，肌肉就会减少，脂肪细胞也会萎缩。而在过度节食一段时间后重新正常进食，脂肪细胞由于获得营养可以马上膨胀堆积，但是肌肉已经减少不能马上增多，如果这个时候不运动，强健肌肉，身体就没有足够的肌肉来燃烧脂肪消耗能量，脂肪就会增加，体重反弹。

与此相反，有一些人担心自然食物营养不够，喜欢服用维生素和矿物质等食物补充剂。维生素是身体需要的基本物质，人体不能自己制造，必须通过每天的食物摄入。人体需要的维生素不多，极少量的维生素就可以维持正常的新陈代谢。维生素是生命不可缺少的物质，但并不是越多越好，过量的维生素有时会适得其反。例如，维生素A、维生素

D、维生素E以及维生素K均属于脂溶性维生素，如果摄入过量，会影响肾脏的排尿功能。与维生素一样，摄入过量的矿物质也不利于身体。例如，过多的钾和镁会影响到肝和肾的功能。维生素和矿物质是身体需要的基本物质，但不是灵丹妙药，不能因为可以服用维生素和矿物质而忽视自然食物的摄入和均衡搭配。只要饮食均衡，一般不需要额外服用维生素和矿物质。只有在一些特殊的情况下，例如在手术之后、怀孕期间、极度缺乏某种物质以及从事高强度运动的时候，可以增补一些维生素和其他矿物质。

四、疾病

"恶性紧张与压力"、缺乏运动、失衡的饮食等不符合自然规律的生活方式，是现代社会疾病产生的主要原因，同时也是很多人过早衰老、过多染上疾病的主要原因。仅仅在30多岁的人群中就有一半的人患有慢性疾病，例如腰背疼痛、关节磨损、体重过重、心血管疾病、糖尿病、偏头痛以及抑郁和倦怠症等等。

随着糖尿病成为全球性疾病，其发病率在不断升高。根据国际糖尿病协会2014年1月发表的数字，全世界2013年糖尿病的人数为3.82亿，到2035年会增加到5.92亿；欧洲2013年的糖尿病人数为5600万，到2035年会增加到6900万；中国2013年糖尿病人数为9800万，到2035年会增加到1.43亿。

高血压也是常见的疾病。血压过高，会慢慢改变心脏的结构，导致心房与心室之间的瓣膜变窄，血液无法正常流通，进而导致心脏供氧不足、呼吸困难、身体疲惫无力。高血压可以引发中风、心肌梗塞以及心脏衰竭等心血管疾病。心血管疾病是造成死亡最多的疾病，德国每年有40万人患上心血管病，发生7万次心梗。

体重过重也是一个非常普遍的现象，遍及全球。仅在德国就有4000万人体重过重，60%的男性以及40%的女性都有体重过重的问题，有的人还属于肥胖症。体重过重以及有肥胖症的人，腰围过大、腹部脂肪堆积。堆积的脂肪会分泌出炎性蛋白质，让血液变浓，形成血栓，导致动脉硬化，引发冠心病、高血压、中风等心血管疾病；体重过重还可能引发糖尿病、肾病、男性性功能障碍以及睡眠时供氧不足等等。

　　身体老化的加快、疾病的产生，有一部分是遗传因素，更多的因素则是人为的：缺少运动、饮食失衡、压力过大以及吸烟、喝酒过度。在预防和治疗疾病的时候，我们不能只考虑某一个因素，要全面观察多种因素，从各个方面寻找原因，并从多方面进行预防和治疗。

　　无论是什么因素，根本原因都在于我们自己，在于我们的生活和工作方式，在于我们常常不关注自己的身体，没有了解自己家庭的遗传疾病，忽视身体发出的大小警告，没有及时调整和纠正生活方式，结果从无病到有病，从小病到大病，错过重新调整自己身体和生命的机会。

　　如果从年轻的时候就开始有意识地生活，学习健康知识，重视身体发出的信号，及时调整并纠正自己的生活方式，就可以延缓衰老的过程，保持身体和心理的健康。

　　改变、更正和修复，需要克服种种借口和惰性，需要动力、需要毅力、需要坚持、需要勇气、需要希望。如果希望改变，就可以从自己做起；如果希望预防疾病、延缓衰老、获得高质量的生活，就要改变生活习惯，纠正生活方式：从缺乏运动到增加运动、从失衡的饮食到均衡饮食、从承受压力到学会放松。

只要有希望，每个人都能够做到。近20年来我对此坚信不移，我看到很多人因为有了希望，改变了自己，由此重获青春，起步再生。

我们的身体是生命的礼物，生命给予我们柠檬，我们就应该挤出柠檬汁。

第三章

青春和健康的良方

生命进入中年，多年的生活和工作在身心留下痕迹，或多或少、有轻有重，需要修复、需要更新。纠正不良的生活方式、定期运动、均衡饮食、放松身心，是重新开始的良药。

　　在前面我们提到一位健康训练参加者，他与很多人一样，专注工作，每天不停地运转，以为自己还很健康。医生的体检让他意识到自己的身体已经非常衰弱，他身心憔悴，亟须改变。犹豫再三之后，他决定参加健康训练，暂时离开日常生活和工作，他非常庆幸自己及时走出了这一步。

　　他说，他其实也知道自己应该多动，有时也去跑跑步，但是没有规律也没有坚持，想起来的时候就去跑跑，忙起来的时候就忘记。家附近就有健身房，但是他觉得那只是年轻人锻炼体型的地方，与他的关系不大。平时聊天也听到很多建议，说做什么运动有什么效果，但是知其然不知其所以然，做做也就放弃了，并没有体验到运动给身体带来什么明显的改变。还有饮食，他也知道应该注意饮食，有时听说哪种食品可以预防什么疾病，哪种维生素有哪种效果，也去购买。他看过不少饮食方面的咨询指南，但是理论归理论，自己到底如何做到，如何有意识地安排三餐，找到适合自己的饮食方法，却还是不太明白。

美国作家马克·吐温说过，"成功的秘密就是开始行动"。这位参加者决定参加健康训练，有生以来第一次有三周的时间，不用操心日常事务，不用忙碌工作，唯一的事情就是关心自己。

他终于为了自己而出发上路，目的地就是弗兰克恩森林。他乘坐几个小时的火车到达小镇，背有些僵硬。走下火车，他呼吸到湿润清新的空气，身心顿时放松许多。走动和呼吸变成新鲜的生命饮料，出乎意料地让他感受到一丝小小的幸福。他已经好久没有这种细微的体验了。他是第一次来到这个温泉小镇，来到这个清风吹抚之地，来到这个森林茂密之地，来到这个土地滋生健康之地，来到了他的新生之地。这个他还陌生的无名小镇，是他重新出发的地方，他要为自己而行动，告别旧的自我、摆脱压迫和恐惧、挺胸抬头、造就新的生命。

行动最为重要。**我们是什么人，我们想成为什么人，关键在于我们做出什么行动。**

这位参加者，他来到健康训练营地，心里充满期待和好奇。他的一些同事已经来过这里，对健康训练赞不绝口。这些同事回去以后，每个人神清气爽，精神面貌完全改变，大家羡慕不已。这个参加者也是这样，在他到达训练营地所在酒店的时候，碰到几个刚刚完成三周健康训练的参加者正要离开，他们也是身体敏捷、谈笑风生的样子。他受到影响，三个星期真的可以带来这样的改变？这些参加者的神情，让他为自己的状态感到惭愧，也让他看到了希望。如果奋战，可能失败。但是，如果不开始奋战，就已经失败。他庆幸自己抓住了这个机会，这是生命给予他的一份再生礼物，一个修复身心的良方。

我们生病，会去看医生，医生诊断开出药方，药方上说明药物的名称、计量、服用的次数以及服用时间。这位参加者和所有健康训练的参加者一样，他们没有急病、大病，不是常规意义上的病人。但是，日常的压力和紧张，已经通过身体发出各种信号和警告。他们不需要常规的治疗，他们需要的是另一种药方，来预防那些已经出现的症状变成致命的疾病，修复他们过早老化疲惫的身心。这个药方就是"整体综合健康训练"。

一、整体综合健康训练

"整体综合健康训练"是一个全方位的健康训练方式。在三周的时间里，在医生、运动治疗师、营养师和心理治疗师的指导下，参加者接受运动训练、放松训练、饮食训练以及心理训练。

"整体综合健康训练"是一种由医疗手段指导、陪伴并监控的健康训练体系，它是一种综合的强化训练。通过训练，参加者学习运动、放松、饮食以及心理科学方面的知识，实践纠正生活习惯和生活方式的具体方法，感受更正后带来的身心的改变和愉悦，培养并增强健康管理的意识，获得因人而异的健康管理知识，学会建立长期有效的健康管理和保持方法。

"整体综合健康训练"最大的特点是医生参与全程训练。我们的医生团队由运动医学、心脏内科和全科医生组成。医疗团队指导、陪伴并监控健康训练的全部过程：训练开始之前，医生为参加者进行全面体检，根据体检结果提出运动和饮食建议；训练过程中，医生定时检测各种身体指标，调整运动和饮食的建议；训练结束之后，医生再次检测各种身体指标，为参加者提出长期运动和饮食建议。在整个训练过程中，医生与每个参加者都有深入的谈话，参加者可以随时向医生询问关于自己身体健康情况的各种信息，获得具体的建议。训练期间，我们的医生定时举办相关的报告会，向参加者介绍各种医学知识以及日常生活中的健康知识。

"整体综合健康训练"的运动及放松训练由专业运动治疗师带领和指导；训练期间的饮食由专业营养师和厨师根据医生的建议搭配；心理训练由心理治疗师主持。每个方面的专家可以随时沟通各种信息，及时进行医疗检查，灵活协调各方面训练。

"整体综合健康训练"是一个预防性的健康训练系统，不是疾病治疗系统。预防疾病，应该是医学的第一工作。早

在两千多年前，中国的《黄帝内经》就把预防作为医学的最高境界，"上医治未病，中医治欲病，下医治已病"，就是提倡并注重预防疾病的发生，把预防疾病发生的医者奉为先知。现代医学在对抗和治疗瘟疫、癌症、阿尔兹海默症、心血管疾病、糖尿病以及关节炎等疾病方面已经取得很大进步，但是社会的发展向医学提出了更高的要求。现代医学的任务，除了治疗疾病，更重要的是应该关注疾病的预防，关注预防那些降低生活质量的疾病，例如由于职业压力引发的焦虑倦怠症；提出并实践预防策略和方法，防止疾病发生。同时，人类寿命越来越长，延缓人体的自然老化过程，提高老化过程中的生活质量，也是现代医学日趋重要的工作。

"整体综合健康训练"就是以医学手段介入的预防性策略和实践。**我们关注身体出现的警告信号，通过医疗手段指导并陪伴健康训练，培养身体排除和抗击威胁身体的各种负面因素的能力，长期有效地预防疾病的出现，延缓衰老的过程，提高生活质量。**

因为是预防性的健康训练，所以身体有急病、重病的人不能参加"整体综合健康训练"。在确定参加健康训练以后，参加者必须首先在居住地接受全面而严格的体检，才能

确定是否可以参加健康训练。有些人在居住地体检中查出患
有急性感染性疾病、高血压、心脏病、甲状腺病甚至癌症等
疾病，他们不适合参加健康训练，我们会建议他们先进行治
疗。还有些人脊椎和关节有问题，我们会慎重考虑是否接受
他们参加健康训练。

　　参加者开始训练之前，我们的医生团队会再次对他们进
行体检和测试，以便确定训练方案。运动治疗师根据医生团
队的建议、参加者的体能情况制定因人而异的运动和放松训
练计划；营养师和厨师制定相应的饮食安排计划。

　　"整体综合健康训练"的时间一般为三周，每次有40到
60名参加者，根据体检和体能测试结果，划分训练小组，每
组由一个运动治疗师带队指导。

　　"整体综合健康训练"的营地就在温泉公园。在这里
居住三个星期，可以呼吸清新的空气，抛开日常的担心和紧
张，放慢速度，找回淡定，获得新的灵感和体验。在这里可
以跟从前告别，跟不良的生活方式再见，可以让人挺胸抬
头、步伐坚定、关节灵活、充满自信，这里是很多人的再生
地，是身体、精神和灵魂重生的开始。

　　"整体综合健康训练"是一个药方，一个预防性的药

方。这个药方要发挥疗效，使用药方的人必须愿意接受这个药方，执行这个药方。健康训练的参加者决定参加训练，但是开始几天，很多人还是有些不知所措，他们有很多关于身体抵抗力、心率、心血管以及运动量等各个方面的问题，不知道健康训练到底能达到什么效果，对自己是否有真正的帮助。

《小王子》的作者，法国作家安东尼·德·圣−埃克苏佩里说，"如果你要造船，就要寻找召集造船的人，但是，你找到他们，不是为了让他们去寻找木材，给他们分配任务，而是要唤起他们对宽广大海的向往"，让他们产生希望，从而激发他们的动力。面对参加者的疑问，我们医生和运动治疗师总是用极大的耐心，解答他们的各种问题，让他们相信，只要自己愿意行动，克服惰性，就是迈出了最重要的一步，就可以达到他希望的目标。

"如果想让身体这部机器继续良好运转，要想在中老年的时候依然精力旺盛，就必须要动，不动是不能实现这个愿望的。" 这是我们的医生在体检的时候对每个参加者的提醒。前面提到的那位参加者看到自己31的"身高体重比例指数"和110厘米的腰围，听到医生对于各项指标的解释，再次感到震惊和危机。我安慰他说，只要现在开始还为时不晚。

如同这位参加者一样，我们的医生跟每个参加者都有定时深入的谈话。开始的时候，我们根据体检和测试的结果，给每个人提出运动强度和食物摄入能量的建议，告诉他们不要喝酒，也不要吃甜食，他们都愿意接受。在训练的过程中，我们定期进行体检，记录训练参加者身体的变化。数据是实话，每一个数字的积极变化，都能给参加者带来很大的鼓励。根据新的数据，我们调整运动强度和饮食量，提出下一步训练目标的建议。在最后训练结束之前，我们会告诉他们回到日常生活和工作中会有哪些困难，他们有哪些资源，从运动医学的角度建议他们可以从事哪些方面的运动；告诉他们还需要做哪些方面的医疗检查，根据数据分析告知他们今后10年内患心脏疾病的风险，鼓励他们通过运动来规避风险。**给予参加者希望，并教给他们实现希望的方法，相互的交流和信任，这些都让参加者获得信心。**

"整体综合健康训练"这个药方的具体内容包括运动训练、放松训练、饮食训练以及心理训练。运动训练主要是训练身体的耐力、肌肉的力量以及身体的灵活协调；放松训练主要学习放松身体和精神的方法；饮食训练主要是培养因人而异的饮食意识和习惯；心理训练主要是增强对自我的认识，更好地了解自己，思考对生活和工作的态度。

在三周的时间里，每天早上，所有的参加者都要早起做早操，活动身体，来开启一天的训练。早操让身体慢慢醒来，让安静一晚的肌肉慢慢预热，关节慢慢打开，就像小鸟起飞之前抖抖翅膀。每天早上活动30分钟可以放松身体，使心情舒畅。

在三周的时间里，运动训练、放松训练、饮食训练和心理训练同步进行。例如：在健康训练的开始阶段，参加者学习北欧式行走、森林快速徒步、长跑、快慢交替间歇跑步、皮拉特斯、脊椎体操、彩色弹力健球、筋膜训练、拉伸肌肉、专注力训练、呼吸放松和气功。训练一段时间以后，参加者的体能得到提高。在这个基础上，参加者练习高低强度交替间歇训练、彩色弹力健身带、水中体操、身体自重训练、雅科布斯肌肉循序放松法、费尔登魁斯法、自我内在生成法以及平衡协调训练。参加者还在运动治疗师的指导下，练习健身单车、椭圆机器、跑步机以及室内负重器械训练，他们还一起进行各种球类活动。在运动训练和放松训练的同时，参加者按照医生的建议，调配选择一日三餐的食物，与心理治疗师进行单人谈话和小组交流。

二、运动训练

运动训练是"整体综合健康训练"的核心，包括三个方面的训练，也就是**耐力训练、肌肉力量训练和灵活协调训练**。

耐力、肌肉力量和灵活协调是人体具备的基本功能，这些功能相辅相成，帮助人体完成各种动作，例如上楼梯、跑步、游泳、滑冰、打球以及骑车等等。

由于年岁的增长、静多动少的生活方式，身体的肌肉萎缩、骨骼老化，很多的人体机能严重退化。因此，延缓身体衰老，预防疾病，恢复健康，必须保持和提高身体机能，有针对性地训练耐力、肌肉力量以及灵活协调能力，这是修复身体的重要一步。

"整体综合健康训练"的运动训练不是为了培养马拉

松选手、田径明星，也不是培养忍住伤痛、较紧牙关打破纪录的英雄，而是改善并提高参加者的体能，帮助他们增强运动能力。参加者学习各种运动方式，练习各种运动的动作过程，纠正个人的运动误区，感受身体，建立"基本耐力"，增强肌肉力量，恢复灵活协调。通过运动训练，参加者获得全面的运动知识，掌握正确的运动方式，找到适合自己的运动形式，培养运动的习惯，让运动成为生活不可缺少的组成部分。**运动是乐趣，而不是痛苦。**

运动训练开始之前，我们要先测试和评估参加者的体能和运动能力，以便制定因人而异的训练计划。测试体能可以通过跑步或者单人踏车来进行。我们的营地在清新的自然之中，所以我们通过户外跑步测试体能。在测试之前，我们建议参加者自己先尝试练习跑步，试跑的时候速度不要太快，可以采用相当于快走的速度跑步。在适应跑步之后开始测试，通过测量他们跑步时候的呼吸强度、节奏、最高心率以及乳酸值来确定每个人的体能。

根据最高心率和乳酸值，体能相似的参加者分配在同个小组，我们给每个参加者提出因人而异的运动强度建议，告知他们运动时候的心率范围，提醒他们要注意控制运动强度，避免运动过度。

确定体能和运动强度，为运动训练做好准备。在这个基础上，参加者学习不同的运动形式，进行耐力、肌肉力量、灵活与协调方面的训练。

1. 耐力训练

耐力是指人的身体应对身体负重所产生疲劳的抵抗力。例如在跑步的时候，有的人跑50米就气喘吁吁，感到很累，有的人则可以跑完马拉松全程，前者的耐力差，后者的耐力强。

耐力的训练，就是通过各种相关的运动形式来提高身体抵抗疲劳的能力。耐力训练的方法有很多，"整体综合健康训练"的耐力训练方式主要有快速徒步（例如北欧式行走、森林平缓山地徒步）、跑步（例如森林长跑、快慢交替间歇跑步）、高低强度交替间歇训练、水中耐力训练以及室内器械训练（例如跑步机、椭圆机、健身单车）等等。耐力训练重要的是要掌握训练的强度，控制运动心率的高低和运动时间的长短。

"整体综合健康训练"的耐力训练主要是建立和提高参

加者的"基本耐力"，通过耐力训练，增强心血管以及肺脏功能。体重过重的人可以燃烧脂肪和糖分，减轻体重；体重过轻的人可以增强体质，增加体重。

耐力训练不是一件容易的事情，需要很大的毅力才能坚持下来。刚刚开始训练的时候，有些人由于体力较弱，身体很快觉得很累，容易放弃。平时生活中，很多人下定决心开始跑步、徒步或者游泳，但是没有多久就会放弃。因为开始进行这些运动的时候很累，也没有立竿见影的效果，容易没有动力，如果没有人鼓励和陪同，惰性很快占据上风，各种借口成为放弃的解释。

"整体综合健康训练"的耐力训练中有森林徒步，从短距离开始，逐渐增长，最长距离16公里。不论刮风下雨、寒暑秋春，参加者必须走完全程。德语的俗语说，"没有坏的天气，只有错的衣服。"只要装备合适，坏天气就不能是借口。参加者事先准备适合各种天气和地形的装备，水平相当者分配在一个小组，大家可以互相鼓励坚持。

尽管如此，每次训练的第一次森林徒步，很多人往往是先笑后哭，有些人几乎绝望想要放弃。第一次森林徒步的时候，参加者的耐力还不是很强，所以徒步的距离不长。徒步开始之前，每个小组带队的运动治疗师给大家讲解徒步要求和注意事项，例如徒步的速度、线路、距离、地形条件以及可能出现的问题。开始的时候，大家往往都情绪高昂，说说笑笑，鱼贯穿行在茂密的森林之间。空气清新，飘散着泥土的酸香，松软滑湿的山间小道，时上时下，弯弯曲曲，慢慢消耗双腿肌肉的力量。有些人的肌肉已经很久没有被使用，萎缩变短，软得如同巧克力。徒步一段时间以后，他们的腰腿就开始弯曲，不能伸直，疼痛出现，每走一步都是在与身体抗争，这不是欢呼胜利的游行，而是艰难的跋涉。这段徒步的时间里，生命成为不可忍受的痛苦，身体的软弱让人被迫向自然屈服。在这种情况下，如果一个人单枪匹马徒步，早就放弃停步。但是，这是团队徒步，团队的每个人都可以相互鼓励，带队的运动治疗师跟在后面，不停地鼓励他们，"你是可以的，你可以做到，只有吃苦才能享福。"是的，跟着团队，有人鼓励，有人陪伴，就不能放弃，大家坚持了下来。一个半小时的徒步结束之后，大多数人沉默无言，垂头丧气，像是输了一场比赛。有些人对自己非常失望，但是他们没有时间伤心，没有时间讨论运动是否该有乐趣这个话题，因为下一个运动项目又在等待他们。

在团队里面，每个人都可以获得团队给予的动力。内心的惰性和最初的失望逐渐消失，大家学会坚持，学会科学地对应身体的疲劳。徒步成为一种愉悦，大家每天期待走向森林，走向田野，积极踊跃地锻炼耐力，有些人甚至过度积极，似乎想把一生错过的运动追补回来。这个时候我们会告诉他们，运动的时候要注意适量，运动要有一定的强度才能达到效果，如果过度，会适得其反，伤害身体。

徒步

徒步是一种很好的耐力锻炼方式，在户外大自然中徒步，可以放松情绪。

在"整体综合健康训练"中，参加者重点学习北欧式行走。他们在运动治疗师的带领下，在森林里面完成不同距离、不同地形的徒步。在第一次行走之前，运动治疗师详细地向参加者解释并示范北欧式行走的技术，为他们录像、分析每个动作并纠正行走的姿势。

北欧式行走最初是滑雪运动员在夏天的训练方式，它的特点是使用手杖。手杖上面有一个护套，护套把手与手杖固定连接在一起。行走的时候，挺胸抬头，迈开大步，双肩移动，把双臂向前向后拉开；向前的时候，手掌轻轻握住手杖，下臂伸直与肚脐齐高；向后的时候，手杖平斜向后用力戳地，手掌甩开。由于使用手杖，北欧式行走节奏感强，速度可以很快，膝盖压力则有所减少。

北欧式行走需要逐步适应。开始的时候，运动治疗师带领参加者进行1~2个小时的短途行走；在他们适应之后，耐力有所增强，再进行长距离的徒步。很多参加者由于没有耐力基础，开始的时候就训练跑步很容易累，所以他们主要练习北欧式行走，逐步提高耐力。在训练结束的时候，参加者可以完成3~5个小时的长途山地徒步。

跑步

跑步也是很好的锻炼耐力的运动方式。习惯运动的人、有了一定耐力的人、腿脚健康的人都可以跑步。

有些参加者很久没有跑步了，缺少耐力。他们从徒步开始，每天行走90分钟。在身体逐渐适应、最初训练出现的疼痛消失之后，才开始训练跑步。

跑步之前，运动治疗师会详细讲解跑步的技术、跑步的姿势、步伐的长度、双臂和双腿双脚的动作、呼吸的节奏，带领他们在跑步之前做预热准备活动，跑步之后做降温整理活动。运动治疗师会为每个参加者录像，分析每个人的跑步姿势和风格。他们也观察参加者的腿脚是否有骨骼方面的问题，采取相应的措施，避免跑步中腿脚和关节受伤。

对于初次跑步的参加者，运动治疗师提醒他们要注意跑步的强度。跑步应该以乐趣为主，不要硬性规定跑步的距离，不要为了完成规定的距离而咬牙坚持，折磨自己，一定不要跑到让身体疼痛的地步。跑步的速度不要太快，要保证身体能够正常呼吸，呼吸不能急促；要能够跟人说话，跑完之后还想继续再跑。

参加者跑步的时间一般在30~60分钟之间。运动治疗师把跑步分为几个时间段，把慢跑、快跑、快走、体操以及放松等各种活动形式协调编排，避免单纯跑步的单调，保持跑步的乐趣。这种综合编排的跑步训练方式很适用于初跑者，也适合中老年人。

经过一段时间的训练，参加者徒步行走的时间越来越短，跑步的时间越来越长，可以匀速跑完很长一段距离。他们感觉非常好，通过坚持循序渐进，他们战胜懈怠，发现自己具有很大的运动潜力，自信心大大增强，相信自己可以做到以前认为无法做到的事情。他们感到非常幸福。

　　在"整体综合健康训练"中，耐力训练的目标是建立和提高参加者的"基本耐力"。建议参与者跑步的速度在每小时6～8公里之间，跑步时候的心率保持在最高心率的70%～80%之间，乳酸值不要超过4mmol/L，介于1.5mmol/L与2.5mmol/L之间。这样，他们跑步才不会很累。关于最高心率、运动心率和乳酸值我们在第四篇里详细解释。

　　也有一些参加者已经具有一定跑步经验，耐力较强，运动治疗师指导他们进行"快慢交替间歇跑步"，进一步提高他们的耐力。"快慢交替间歇跑步"是一种变速跑步：跑步的时候，先很快跑完一段距离，然后相对慢跑；慢跑一段以后，再开始快跑，然后再慢跑，如此交替。快跑的时候，心率加快；慢跑的时候，心率降低。我们建议参加者在快跑的时候，心率可以短时在最大心率的80%～90%之间。

　　参加者的徒步和跑步，都是在森林里、田野上进行。一年四季，弗兰克恩森林都展现出丰富多彩的景象，特别是在每年11月到次年4月之间，雪多雨勤，带给身体别样的刺激，掉在身上的雨滴像是生命的润滑油，盖过脚背的白雪激发生命的活力，在自然中求生的欲望唤醒生命的本能。这个时候，一切日常生活的繁杂、工作的劳累以及各种义务和压力都被统统甩掉，让人有脱胎换骨之感。

健身单车

徒步和跑步都是户外锻炼耐力的方法。锻炼耐力也可以在室内进行，例如使用跑步机、椭圆机以及健身单车等。

在我们的室内健身房，运动治疗师给参加者讲解跑步机、椭圆机以及健身单车的使用方法，帮助每位参加者确定并调节锻炼时各种器械的功率、锻炼的时间以及心率，并测量锻炼时候的血压。

健身单车以双腿蹬踏单车双轮来训练耐力，踏车的负重力可以由轻到重，逐步调节。负重力因人而异。运动治疗师特别提醒年纪大一些、体力不强的人，踏车的负重力不要太大，中低强度即可。踏车的时候要控制呼吸和心率，踏车前后要做预热准备和降温放松活动。

用健身单车锻炼耐力，可以适当保护膝盖和骨盆，适合不同的人群。有些参加者体重过重，有些参加者因为腿脚原因不能行走或跑步，我们都建议他们使用健身单车锻炼耐力。

高低强度交替间歇训练

在具备"基本耐力"的基础上，运动治疗师指导耐力较强的参加者进行一些强度较大的高低强度交替间歇训练，例如"四分钟间歇训练"。

"四分钟间歇训练"是一种短时的高强度训练，全部训练时间为4分钟：一般在20秒钟之内快速完成动作，休息10秒钟，再进行20秒钟的快速动作，如此重复，4分钟为一个训练单位。训练的时候可以依靠身体的重量，也可以使用哑铃、沙袋、彩色弹力健身球、彩色弹力带或者其他健身器械来训练。

"四分钟间歇训练"时间短，训练时候的心率可以短时达到很高，超过最高心率的80%。燃烧热量的同时也强健肌肉。进行高低强度交替间歇训练，一定要考虑自己的年龄和体力。

2. 力量训练

力量指的是人体肌肉的力量，就是人体肌肉克服或抵抗外界阻力的能力。

我们平时活动和运动，例如走路、跑步、骑车都要使用肌肉，肌肉得到锻炼，但是在这些运动的过程中，只是身体某些部位的肌肉得到锻炼，没有被使用的肌肉得不到锻炼。

力量训练就是通过相关的运动方式，采用有针对性的动作，提供阻力，强化身体各个部位的肌肉，增强肌肉的力量。力量训练，可以增加肌肉量、强健肌肉、减少脂肪、强化骨骼。

"整体综合健康训练"的力量训练包括身体自重训练和负重器械训练。在运动治疗师的带领下，参加者学习脊椎体操、皮拉特斯、水中体操，使用彩色弹力健身带、彩色弹力健身球、哑铃以及各种室内负重器械，训练身体各个部位的肌肉。

"整体综合健康训练"的肌肉力量训练，不是训练健美冠军，塑造全身肌肉凸出的身体，而是锻炼强健肌肉，恢复和保持肌肉的力量及功能。

"整体综合健康训练"的运动治疗师重点指导参加者练习那些依靠身体自身重量和只需要简单轻便器械训练肌肉的方法。这些方法符合身体各个部位的功能特性，参加者在回到家里以后，没有健身房的各种专门负重器械也可以在家里锻炼肌肉的力量。

使用室内各种专门负重器械锻炼肌肉，重要的是了解每一种器械。运动治疗师会向参加者详细介绍每种器械的功能、使用方法以及注意事项。使用负重器械，要从轻到重逐步增加器械的负重，让身体的各个器官慢慢适应，如果过度，关节和骨骼容易受伤。使用负重器械训练的时候，呼吸很重要，特别注意在用力的时候不能憋气，否则压力加大易导致心脏供血不够。运动治疗师会指导每个参加者使用每一种器械，示范训练之前的预热准备和训练之后的降温放松活动。这种因人而异的指导和陪伴有利于提高训练的效果，保证训练的安全。

皮拉特斯

皮拉特斯是由德国人皮拉特斯研究创立的肌肉训练方法，能够系统地强健全身的肌肉，重点训练颈部、肩部、腹部、背部、臀部以及腿部等部位的深层肌肉。通过皮拉特斯，可以紧缩和强化肌肉，促进血液循环，优化体态。

皮拉特斯的特点是强调呼吸，关注"能量屋"。"能量屋"是指身体胸部到骨盆这个部分，相当于中丹田到下丹田的地方。在做每一个动作的时候，都要有意识想到"能量屋"，用鼻子深吸气和用嘴大口呼气。在开始一个动作的时候，先大量吸气，再大口吐气，吐气的同时腹部收缩，肚脐收向脊椎，臀部肌肉缩紧，骨盆向上提起，停留片刻，然后再吸气。吸气的时候，腹部放松，肌肉放开。

运动治疗师指导参加者关注身体的每一个部位、每一个动作，提醒他们注意呼吸，保证动作的缓慢流畅。

彩色弹力健身带

彩色弹力健身带是一种简易的训练肌肉力量的轻便器材，用乳胶做成，从1米到3米长度不等，有黄色、红色、绿色、蓝色、黑色、银色和金色七种颜色，每种颜色代表健身带的强度，从黄色到金色，拉力强度逐渐增大，每个人可以根据自己的力量选择不同强度的弹力带。

刚刚开始训练的人，一般使用红色和绿色弹力带；专业运动员一般选用银色和金色的弹力带。使用彩色弹力带训练的方法，主要是拉伸弹力带，在拉伸的过程中，拉伸的动作受到弹力带的阻力。拉伸的动作越大，阻力越大，训练肌肉的强度也越大，就越能提高肌肉的力量和数量。

我们的参加者大多肌肉力量较弱，运动治疗师指导他们使用红色或者绿色弹力健身带，依次训练双臂、双肩、背部、胸部、腹部、双腿等部位的肌肉，有效地强化不同的肌肉群。

彩色弹力健身球

　　彩色弹力健身球也是可以训练全身肌肉的轻便器材，特别适合用于背部肌肉、腹部肌肉、臀部肌肉、双臂肌肉和双腿肌肉的强化。在训练的时候，弹力健身球会随着身体各个部位动作的变化压缩或弹起。因此，在锻炼肌肉的同时，彩色弹力健身球还适合用来训练身体的灵活协调能力。

水中体操

　　与一般的健身体操一样，水中体操是训练全身肌肉的方法，不过它需要游泳池作为训练场地。

　　水中体操可以依靠身体自身重量进行，也可以使用水哑铃、游泳浮条以及浮板等辅助器材，借助水的阻力，有效地强健全身肌肉。同时水中训练还可以增强身体的耐力，提高灵活协调能力。

　　我们的运动治疗师带领参加者在游泳池进行水中体操，

把训练力量的动作与耐力训练和灵活协调训练的动作编排组合，使参加者获得很大乐趣。特别是在长途徒步之后进行水中训练，身体在锻炼的同时也得到放松。

水中体操可以有效锻炼身体各个部位的肌肉，不容易伤害关节，特别适合中老年人群。

肌肉力量锻炼，开始的时候也不容易。很多人的肌肉缺乏力量，完成每一个动作都很困难，不能到位；在训练一段时间后，参加者逐渐恢复了肌肉力量，动作越来越得心应手，萎缩的肌肉变得饱满，松软的肌肉得到强健，体态得到优化。

3. 灵活与协调训练

灵活指的是身体各个关节的活动能力以及肌肉的拉伸能力；协调指的是大脑和身体对于外在信息的反应能力以及肌肉之间的互动能力。

灵活与协调这两种能力可以保证身体迅速接受外界信息，快速做出反应并及时完成相关的动作。例如，我们看见一个东西掉下，如果马上反应，肌肉拉伸自如，关节灵活，可以立刻伸出手接住，那么我们的灵活与协调能力就强；反之，如果我们的灵活协调能力弱，可能就接不住这个东西。

与耐力和力量一样，身体的灵活与协调能力也是恢复和保持身体年轻和健康的重要因素。

训练身体的灵活与协调能力有很多方法。在"整体综合健康训练"中，运动治疗师主要指导参加者学习拉伸练习、筋膜训练、费尔登奎莱斯法来增强参加者的肌肉与关节的灵活能力，使用平衡器、平衡板、彩色弹力健身球以及传球等方式来锻炼协调能力。

拉伸练习

如果我们长期不动，坐得太久，身体的肌肉就会缩短；如果我们长时间只使用一个部位的肌肉高强度运动，身体的肌肉就会紧张劳累。肌肉缩短僵硬，就不够灵活，无法完成很多动作，容易产生疼痛。

拉伸练习就是通过针对性的伸展动作，把肌肉拉长拉开，恢复肌肉的伸缩能力。

拉伸练习是我们运动训练的必要内容。每天早上的早操，参加者在运动治疗师的带领下，要完成全身各个部位的拉伸动作；在耐力和力量训练结束之后，都要通过拉伸练习来冷却放松身体。运动治疗师还指导参加者练习在日常工作和生活中如何通过拉伸减缓肌肉疲劳的方法。

筋膜训练

筋膜是身体内部的一层纤维组织，介于皮肤和肌肉之间，如同一张网，包裹着肌肉和其他器官，就像广柑里面介于柑皮和柑肉之间的那层白皮。

筋膜训练方法是德国筋膜专家施莱普创立的。他在研究中发现，筋膜在有压力的情况下会紧缩，如果压力不减或者身体负重过大，筋膜会变硬，粘贴一起，导致肌肉僵硬，无法活动，出现疼痛。

施莱普的筋膜训练方式有四种：弹动、拉伸、再生（用筋膜滚筒或筋膜滚球自我治疗）以及改善身体内部的受感器。

我们的运动治疗师指导参加者使用筋膜滚筒，滚筒依次被放在小腿肚、大腿各面，臀部、腰部、背部、肩部和颈部等各个身体部位下面滚动按压，让僵硬与粘贴的筋膜得到舒张，肌肉供血得到改善。滚筒滚动的时候，参加者感到疼痛；在训练之后，肌肉会感到久违的放松，身体舒适，行动也会灵活很多。

除了拉伸练习和筋膜练习，运动治疗师还指导参加者练习费尔登奎莱斯法；通过费尔登奎莱斯法的各个动作，调动肌肉，疏通关节，使动作更加灵活。在下面的放松训练里面，我们将详细介绍费尔登奎莱斯法。

平衡器

使用平衡器，要求参加者单脚站在平衡器上，保持平衡，同时完成各种动作，例如弯腰、弯腿、传球、闭眼等等。这种方式的训练可以强化参加者的脚掌、脚腕以及腿部深层肌肉的力量，提高参加者的控制和协调能力。同样的练习还可以用平衡板或单脚在地上站立进行。

灵活与协调是保持身体基本功能和健康很重要的能力，平时容易被忽视，运动的时候也不太为人重视。加强灵活与协调能力，才能更好地锻炼耐力和肌肉力量，提高我们身体活动的速度。

耐力、力量以及灵活与协调能力的训练相辅相成，在锻炼一种能力的时候，其他两种能力也同时得到锻炼。这些能力是恢复和保持身体健康、年轻的基本条件，会在"整体综合健康训练"中得到系统训练。三周训练期间，各种运动形式搭配，参加者每天从早到晚不停地动，从一种运动转换到另一种运动，脱了徒步鞋又立刻换上室内运动鞋，放下行走手杖又拿起健身弹力带，身体每天会经受很大的挑战。每次运动之后，运动治疗师特别指导他们要做降温放松活动，让身体慢慢恢复，有效地缓解身体的疲劳。特别是在高强度训练之后，身体至少需要10～15分钟的时间，才能排除身体运动时堆积的乳酸和其他废物，吸收新能量，恢复免疫系统，回到正常状态。

整体综合健康训练的运动训练时间长，循序渐进，能够增强参加者的"基本耐力"，强化他们的肌肉力量，提高他们的灵活协调能力，使他们逐渐感到轻松舒适。运动训练教给参加者很多方法，使他们可以独立自主选择长期的运动方式，实现恢复和保持健康、延缓衰老的愿望。

三、放松训练

"守静而后知好动之过"，只有安静下来才知道奔波忙碌的辛苦。现代的生活和工作方式，造成很多"恶性紧张与和压力"，让人身体疲惫、心理抑郁。因此学会放松身心、减少压力，与运动锻炼同样重要。

放松身心，首先在于调整对自己、人生和社会的认识和态度。整体综合健康训练中，专业的心理治疗师为参加者讲解心理方面的知识，与参加者进行一对一谈话，主持小组的交流讨论会。参加者互相交流对人生、工作以及社会等各个方面的思想。与他人的沟通，往往让他们豁然开朗。

身心放松、精神淡定、心理平衡，取决于每个人对自身的认识和人生的态度。学习放松，就是学会认识自己，感知自己，从自身开始，寻找"恶性紧张与压力"的根源，思考焦虑和抑郁的原因，采用适合自己的方法，消除或减少造成"恶性紧张与压力"的因素，使身心自由和舒适。

放松训练就是帮助参加者放松身体，舒缓身心，调节内在自我。

运动本身可以减压。除此之外，整体综合健康训练中，参加者在运动治疗师的指导下，还专门练习各种放松并调节身心的方法，包括气功、瑜伽、呼吸放松法、自我内在生成放松法、关注力训练、雅科布斯肌肉循序放松法、费尔登奎莱斯法。

1. 自我内在生成放松法

自我内在生成放松法是德国心理医生舒尔兹在20世纪30年代创立的一种放松方法。他那时发现，很多人可以通过自己的想象引导身体的变化，例如，想象胳膊里面很暖和，胳膊的温度就会上升，血液循环就会增强。他认为，想象可以影响人体的肌肉和神经，达到人体精神的放松。

自我内在生成放松法有七个基本练习，每个练习都有引导语来引导想象。

练习1为**安静练习**，引导语为"我很安静，我不受干扰"，这个练习可以加强注意力；

练习2为**重力练习**，引导语为"我的双臂很重，我的双腿很重"，这个练习让人产生重量感觉；

练习3为**温暖练习**，引导语为"我的双臂是热的"，这个练习有利于血液循环；

练习4为**呼吸练习**，引导语为"我的呼吸流畅匀称"，这个练习通过深长的呼吸，放松身体；

练习5为**心脏练习**，引导语为"我的心脏跳动平稳均匀"，这个练习有利于调节心脏功能；

练习6为**腹部练习**，引导语为"我的腹部温暖流畅"，这个练习集中在腹部，有利于腹部放松；

练习7为**头脑练习**，引导语为"我的头脑清醒，额头清凉"，这个练习可以提高注意力，保持头脑清醒。

我们的运动治疗师还给参加者朗读关于自然的各种文字，引导参加者在平和的呼吸中，思想跟随文字，想象自然的优美、安静，忘记烦恼，从而增强自我意识。

进行自我内在生成放松练习，练习者可以自己默念引导语，也可以由指导老师提示，或者播放配有音乐的引导语，引导想象。自我内在生成放松的练习，可以深层放松身体、加强血液循环、降低血压、减缓心速、改善睡眠，让人大脑清醒、注意力集中、精力充沛、增强心理抵抗力，从而达到内心的平静和平和。

2. 关注力训练

关注力训练是引导意识关注自我的一种方式。最重要的方法就是练习者在指导老师的引导下，练习关注眼前的事物，例如观察一个葡萄干，看它的颜色，尝它的味道，在这个过程中忘记其他的东西。

我们的运动治疗师指导参与者关注自己的身体，闭上双眼，平稳呼吸，思想集中在身体的每个部位，从头部想到脚部，忘记其他事物和烦恼。

关注力训练的重点是感知眼前的事物，不做评论，不想过去，也不想以后；关注当下的事物，避免胡思乱想，可以平静内心、减少压力，排除恐惧和焦虑的情绪。

3. 雅科布斯肌肉循序放松法

雅科布斯肌肉循序放松法是美国医生雅科布斯于20世纪创立的。雅科布斯在研究中发现了肌肉紧张与身体及心理疾病之间的关系：在精神紧张、压力出现的时候，肌肉纤维就会缩短；在精神放松、没有压力的时候，肌肉就会放开伸长。肌肉的缩短会阻碍中枢神经系统的活动，因此，放松肌肉可以放松神经、放松精神，预防和治疗心理疾病。

　　基于这个发现，雅科布斯发明了按照顺序放松身体每一个部位肌肉的训练方法：在呼吸平稳的时候，身体每一个肌肉群被有意识地缩紧，短暂保持缩紧状态之后慢慢放开，练习者的思想集中在缩紧到放开这个过程中，有意识地体验这个过程。具体的练习方法是，练习者在指导老师话语的引导下，从手掌开始，依次缩紧手掌、胳膊、肩部、颈部、脸部（额头、眼睛、脸颊、牙齿及下巴）、腹部、臀部、腿部以及脚部的肌肉，每个部位缩紧时间约为7秒钟，然后慢慢松开。练习的时候可以平卧或者端坐，也可以随着音乐进行练习。

　　肌肉循序放松法，可以让参加者有意识地感知自己的身体，放松肌肉，从而放松神经，排除恐惧和焦虑情绪，获得内心平静。

4. 费尔登奎莱斯法

　　费尔登奎莱斯是20世纪的一位物理学家，曾与居里夫人一起工作。他很喜欢柔道，通过很多实验来研究身体的动作与肌肉和神经的关系，探索人的动作与思维、感觉以及行为之间的关系。他认为，人的动作、思维、感觉以及行为是一个整体，相互关联。动作是思维、感觉和行为的表现，通过改变动作可以改变思维、感觉和行为。通过动作，也就是通过体验和感知每一个动作的过程，人可以感知自己的身体，认识自己，反思自我，反思自己的所作所为，进入一种意识状态，从时间和空间中感知自我，正如费尔登奎莱斯所说，"灵活的身体带动灵活的大脑"。

费尔登奎莱斯尝试探索研究的动作有上千个，这些动作中有日常拿东西、走路这些简单的动作，也有倒立、柔道这类复杂的动作。

费尔登奎莱斯创立了两种训练方法，也就是"**功能性协调融合**"和"**以动作带动意识**"。通过这两种方法的练习，人可以感知身体、感知自我。练习感知自我的过程，也是自我学习的过程，就像婴幼儿一样，在不断尝试的过程中，学会完成各种动作。

"**功能性协调融合**"是一对一的练习，练习者不需要自己做出动作，而是被动地接受指导老师双手的引导。练习者在指导老师双手引导下完成一个动作，尝试完成这个动作的各种可能，感受哪种可能更加舒适。例如，指导老师用双手抬起练习者的一只胳膊前后移动，练习者随着指导老师双手的引导移动胳膊，体验和感知胳膊如何移动最为舒适。

"以动作带动意识"是练习者在指导老师的引导语引导下完成动作。例如，指导老师说出"把手放到额头上，向右移动"的引导语，练习者根据这个引导语自己尝试各种完成这个动作的可能，寻找完成这个动作最合适的可能，越简单、越容易、越舒适越好。指导老师告诉练习者完成动作的要领，练习者不是模仿，而是自己尝试完成一个动作有哪些可能。

在尝试完成这些动作的过程中，练习者要集中注意力，体验身体的变化，感知身体各个部分肌肉之间的关系，例如，活动眼睛的肌肉可以带动颈部的肌肉。练习者要有意识观察自己在做什么动作，特别重要的是如何做这个动作，怎样做这个动作自己感觉最舒适，没有疼痛。这样的练习可以让练习者尝试找到完成一个动作的最佳可能，学习新的动作，纠正平时不正确的动作习惯，把通过尝试找到的舒适的动作，运用到日常的生活中。

费尔登奎莱斯的两种训练方法都要求动作柔和流畅。在尝试完成动作的过程中，纠正不好的动作习惯，改正完成动作的方式，可以疏通肌肉和关节，减少和消除身体的疼痛，使身体更加灵活，提高人的注意力。同时，尝试动作完成的各种方式，也可以触动练习者的思想，启发练习者思考以前的动作和行为，认识到生命不是物体，生命是个过程，顺利完成这个过程，有各种可能和方式。做一件事情，不仅只有一条路，即使这一条路很顺利，也还有很多其他的路可走。同时，每个人可以学习寻找最适合、最舒适的与自己和社会相处的方式，达到内心的愉悦和放松。

放松训练是"整体综合健康训练"中不可缺少的一部分。运动治疗师把放松练习与运动训练协调进行，是送给参加者的礼物，是给予他们的奖励，通过身和心的放松，提高参加者的抗压能力，这与增强身体的健康同等重要。

四、饮食训练

运动和放松可以恢复并保持健康，饮食同样举足轻重。饮食是身体最基本的需求。科学饮食，合理搭配食物，满足身体的需要，又不增加身体负担，尤为重要。

饮食训练也是"整体综合健康训练"的一个有机组成部分，与运动和放松训练相辅相成。饮食训练主要是帮助参加者认识饮食的基本原则，体验并实施这些原则的可行方法，培养他们关注饮食、有意识地饮食的能力，尝试并选择适合自身的饮食方法。

"整体综合健康训练"开始的时候，我们的医生会对参加者进行全面体检，根据体检结果、家族遗传以及运动量等因素，给每位参加者提出训练期间的饮食建议，规定他们每天可以摄入的能量。

"整体综合健康训练"的参加者居住的酒店，每天按照医生和营养师的建议，提供三餐自助餐，有粮食、肉食、鱼类、蔬菜、前餐、餐后甜食以及水果。餐厅的墙上挂着食物热量表，标明各种食品的卡路里数量。参加者就餐的时候可以自由选择搭配食品，但是每天三餐摄入食物的能量总和不能超过医生规定的能量值。**参加者还需要注意合理搭配食物，兼顾碳水化合物、蛋白质、脂肪以及纤维等的比例。**不论医生规定摄入的能量值是多少，参加者每餐应该吃饱，不应该挨饿。

有的参加者每天可以摄入2000卡路里或者更多的能量，

他们身体过瘦、体重过轻，应该摄入足够的能量；有的参加者体重过重，需要减少能量摄入，每天只能摄入1500卡路里的能量；还有的参加者每天摄入的能量只能是1200卡路里。

饮食训练就是参加者饮食意识和习惯的培养，看似容易，参加者只要按照医生建议和规定摄取各种食物即可。但是每天具体实行的时候，大多数参加者都要经受毅力的考验，这是一个自我控制的过程。那些每天可以摄入2000卡路里能量的参加者，他们应该多吃，可以选择提供的各种食品；那些每天只能摄入1500卡路里或者1200卡路里的参加者，要考虑选择食品，要计算选择的食品是否超过医生规定的能量值。为了不超过规定的能量值，他们只能少吃肉食，少吃甜食，少喝果汁；多吃生菜及水果，多喝白水和果茶。面对每次的自助餐，必须克制，看着邻座大口享用牛排以及饭后甜食，只有羡慕。这种时候，需要极强的自控力，才能克制自己的欲望，才能坚持自己的饮食计划。这是对毅力的考验，也是对人生态度的考验，考验他们是不是可以坚持，是不是可以经受诱惑，是不是愿意改变。

"整体综合健康训练"的参加者都愿意改变。他们听从医生的建议和规定，从训练的第一天就开始调整饮食，注意能量的摄入和食品的搭配。他们用毅力坚持更正饮食习惯，慢慢体验到身体变化，感受到身体逐渐轻松和强壮。

他们获得了科学的饮食知识，学到了具体可行的饮食方法，特别是学会关注饮食，有意识地饮食。他们亲身体验到，通过更正饮食习惯，调整饮食内容，身体就可以得到修复。

五、修复身心

运动、放松以及均衡饮食是纠正生活方式的基本内容。"整体综合健康训练"的参加者经过三周全天候的运动、放松、饮食以及心理训练，学习运动、学习放松、学习饮食，体验并尊重自己的生理限度，经历并完成自己身心的调整和修复过程。

训练之前，很多人已经精疲力竭，生命是如此沉闷、缺少生机；训练之后，他们神清气爽，生命是如此年轻、充满朝气。他们及时刹车，走出死胡同，踏上充满希望的道路，感到自由而欣慰。

就像前面提到的那位参加者，开始的时候，他疲惫无力、自我怜悯、不知所措。在刚开始训练的时候，他快走一点就要喘气；做力量训练的时候，他无法下蹲、无法弯腰；做拉伸练习的时候，他不能伸直双腿，每一个动作都很艰难。但是，在训练的团队中，他克服了疑虑和惰性，坚持完成全程训练，最终可以弯腰下蹲，伸直双腿。他的各项体检指标明显改善，疲惫和疼痛慢慢消失。身体重新有了活力，体重减轻，体态敏捷，不再焦虑抑郁，他感觉自己回到了年轻时代。

他获得了健康知识，学到了运动、放松、饮食的具体方法，可以评估自己的身体状态，确立健康的目标。他现在可以选择适合自己的运动以及饮食方式，有所批评地对待周围的各种健身养生建议。身心的舒适让他情绪良好，与家人和朋友的沟通交流更加和谐。运动对他不再是折磨，放松不再是虚度，饮食不再是任务，它们是生活的润滑剂，可以调节日常生活，减少压力激素，规避健康风险。

在他结束三周健康训练返回之后，每个人都惊叹他的神态，询问他消失的肚子，向他请教变身的"魔法"。这位参加者自豪、自信，不厌其烦地叙述他健康训练的经历和体会，鼓励大家马上开始行动。他动力十足、充满信心，给我写来邮件，寄来照片，展示他家里添置的运动器械，告知他如何平衡安排工作和生活。他说："我虽然还没有完全到达目的地，但我比昨天离它更近。"

每次得到这样的反馈，我都非常感动。看到我的工作给参加者带来新的生命，我非常欣慰。

每次健康训练的总结会也让我兴奋。每当这个时候，大家都安静地期待，等待训练结果，为团队和每一个人的成绩鼓掌。掌声让很多人眼睛湿润，似乎一切皆为幻觉，难道三周真的可以带来这样的变化？但是数字不会说谎，它们是三周纠正生活方式以后身心修复的见证。

在体重方面，体重过轻的参加者变得结实，增加了体重；体重过重的参加者变得轻盈，体重减轻。男性参加者体重在三周以后一般可以减少5～9千克；女性参加者体重一般能减少3～5千克；有的参加者体重甚至减少12千克以上。例如，一个47人的男性团队，在除去体重过轻参加者增加的体重数量之后，总体重一共减少178.6千克；腰围从平均的104.5厘米减少到99.5厘米；胆固醇从平均值208mg/dl降低到167mg/dl；在医生的检测和陪伴下，高血压以及糖尿病参加者服用的药物减半；很多吸烟的参加者自愿戒烟。我们没有专门的戒烟要求，他们为什么自己愿意戒烟，应该与训练的强度关。"整体综合健康训练"时间集中，训练量大，他们不停地动，没有时间感到无聊，想不起抽烟。运动增加身体的快乐激素内啡肽，让他们的肺部呼吸顺畅。

训练的结果是对参加者大汗淋漓、坚持不懈的回报。参加者为此感到激动兴奋，他们亲身体验到行动可以纠正生活方式、修复身心和生命。这些数字是他们的希望，是他们新生的开始。

"整体综合健康训练"的最后一个项目是16公里的森林长途徒步。与训练开始的第一次短途徒步相比，这不再是痛苦的路程，而是享受自然的旅程。三周之前的第一次徒步似乎是那么容易却又那么艰难，三周以后的最后一次徒步似乎是那么艰难却又那么容易。这次徒步，大家不再气喘吁吁，而是谈笑风生；没有咬牙痛苦，而是欢笑放松。三周之前，他们还不太适应新的徒步鞋，走在这片陌生的森林里，自然的山路仿佛没有尽头；三周之后，他们不再迟疑疑虑，大步向前，愉悦与快乐成为徒步的动力。虽然这次长途徒步对耐力和速度的要求更高，但是他们步伐轻松，快速向前。耸入天空的树木、高低不平的山路、潺潺闪亮的溪水……自然的清新刺激身体各个器官，让每个人都能体验到关于自我和生命的真谛。

三周的训练，是身体和灵魂的训练，是寻回青春与健康的"兴奋剂"。这个"兴奋剂"融入每个参加者身上，让他们忘记以往病态的时间，放弃玩耍消耗自己身体和生命的危险游戏，将生命重新送回身体，让自己和环境建立一种新的关系。

动、运动、行动，是对惰性的宣战，是青春和健康的源泉。没有强迫、不需药物，三周的训练让参加者内心放松，压力和恐惧消失，动作敏捷，神清气爽，脸上洋溢出自信的笑容，他们要重新建立自己生活的次序。这些正当盛年的人甚至反问自己，为什么曾经失去存在的信念？为什么会觉得一切毫无意义？

"任何生命都是秘密，所有的生命都有价值。"德国医生、哲学家阿尔伯特·史怀哲主张要"敬畏生命"，要尊重每一个生命。"整体综合健康训练"通过修复身体的生理机能，给予身体和生命新的力量，重新找回生命存在的意义，找回生活的本质，找回自己的真理。

"与自己和平相处，是世间最大幸福。"德国诗人马提亚斯·克劳笛斯 的这句话恰当地描写了参加者训练之后的心境。身体的修复和更新可以引起意识的变化。在人到中年、迈入老年的时候，在会出现或者已经出现危机的时候，**参加者终于有了这样一段为自己而存在的时间和空间，重新获得精力和灵感，思考自己还愿意成为怎样的人、过怎样的生活、达到怎样的人生**。这些问题曾经在青少年时代每天提出。时间的流逝、成家和事业的忙碌，使生活轨道渐渐固定，一切按步部就班，身体和心态亦然。健康训练是一个让他们做出改变的契机。

这些曾经年轻过的中年人，他们重新发现了生命的珍贵，决定把生命的每个瞬间作为自己的瞬间，有意识地享受幸福和愉悦的时刻，学会经历失败的艺术，承认自己的缺陷，认可并敬佩自己曾经付出的努力和奋斗，从而感到淡定和满足。虽然已是中年，虽然已是老年，但是身心依然可以年轻，依然可以告别旧我，塑造新我，开始生理和心理的第二次人生。

他们摘掉领带脱下西装，穿上舒适的便装，以运动鞋代替皮鞋，放弃酒和果汁，享用不带气的矿泉水。水是生命的源泉，喝水成为最自然的事情，没有什么比水更单纯。一杯水不再平淡无味，而是清甜可口，这是一个多么奇妙的体验。

这些健康训练的参加者，在三周的训练之后都要回到日常生活中去，又会被习惯包围、被日程表安排，但是他们不会忘记这些体验和感受。**他们已经学到了健康的知识和方法，会为自己留出时间和空间，会每周运动、调整饮食，在压力之中放松。**他们会定期看医生，自己负责管理自己的健康，系统保留医疗文件和体检结果；他们会对每天的奔波和忙碌说不，决定不做命运的牺牲品，而做命运的主宰。

这些人是真正的英雄，他们有勇气、有决心、有毅力，用三周的时间证明：**只要开始行动，就可以更正不良的生活习惯和方式，就可以修复身心。由此延缓衰老、恢复青春、重获健康、改变生命。**

这也是我们讲述"整体综合健康训练"的缘由，希望可以启发和鼓励每一个人，行动起来，为了自己的青春和健康出发。

第四章

青春与健康的行动

"整体综合健康训练"是一种更正生活方式的训练。这种集中的强化训练，可以有效地学习健康知识，实践应对日常生活和工作压力的策略，重新感受自我、修复身心。在日常生活中，如果具有科学的运动、饮食和放松知识，身体力行坚持行动，日积月累，同样可以纠正不良生活方式，预防疾病、延缓衰老。

一、自我责任

　　纠正不良生活方式，修复身心，重要的是要认识自己，清楚地了解自己的现状和希望。

　　我们要重新思考自己的人生，清点自己的身心以及生活和工作现状，确定自己希望过什么样的生活、什么对自己重要、自己达到了什么、还要改变什么，询问自己有什么爱好和能力、还想做什么事情、要做的事情是否适合自己、是否可以给自己带来愉悦，出现困难如何克服、有谁能够提供帮助和支持等等。

提出类似的问题，可以帮助我们全面了解自己，清楚自己现在的人生状态，思考自己希望的人生。这样的清点，才能让我们看到自己现有的生活和工作方式是否有利于自己的身心健康，才能看到自己的偏差，才能鼓励自己从偏失中吸取教训，重新调整。不犯错误的人强大，令人赞赏；能从错误中学习的人更为强大，更令人敬佩。

清点自我，意味着承担起对自己的责任，成为一个独立和成熟的人，把生命拿回到自己手中：**自己塑造自己的人生，自己决定自己的生活，把青春和健康作为自己的责任。不要总是依赖他人，让亲人时时提醒我们定时吃饭睡眠、减少工作；不要觉得有医生存在，而不预防疾病、忽视运动；不要以为自己身强力壮，而忽视身体的警告信号、忍受疼痛。**

长久的青春与健康，每日的愉悦和幸福，需要我们自己为自己而行动，随时调整自己、改变自己。开始行动，这是一种承担责任的表现，需要聪颖的智力和内在动力。纠正自己、关心身体，生命和生活就会翻开新的一页。

借口和懈怠、懒于行动，就是放弃对自己的责任；不改变自己，就会关闭通向积极预防疾病的大门，怠慢自己的身体和心灵，埋下今后惊恐和噩梦的隐患。

从今天起就开始一种自主决定的生活方式，开始健康生活的行动。只要开始，就不会太晚。克服惰性、开始行动，这是一个伟大的行为，是一件艺术品，是创造积极生活的幸福。不要错过命运给予的每一个机会，成为自己生活的导演，拍摄自己生活的新电影。青春健康地生活，多么丰富有趣。

自我负责、开始行动，意味着重理生活空间、留出时间。

重理生活空间，这时我们也许发现，自己之前的生活就像堆积的秋叶，随风飘扬、无头无序。我们可以考虑哪些事情多余，可以放弃；哪些事情重要必须完成，有效并有意义地使用自己的时间和资源，建立行之有效的时间管理系统，重新组合自己日常生活和工作，调整职业和社会关系，有序地承担各种义务和责任。

留出时间，与自己相处，重新发现自己的本性，回想童年和青年时代美好的人和事，重新拾起从前的爱好，唤醒内心最本性的愿望，做一个精神的盘点。这样的记录，可以帮助我们建立智慧的生活方式，开始一个符合自己本性的人生。

留出时间，从容思考生命的意义，明确生活的目标，给自己的生活增添新的内容，做那些满足自己的事情，获得愉悦和幸福。

留出时间，与家人、朋友相聚，分享快乐，叙说忧虑；在交流中感受抚慰和依托，享受温暖的人生。

留出时间，定期体检，了解身体风险，确定健康目标，学习健康知识，建立自己的健康管理体系。

留出时间，参与运动；留出时间，自然饮食；留出时间，休闲放松。

二、身体评估

了解自己，首先应该了解自己的身体：应该知道自己体能的强弱、疾病风险、遗传影响；应该定期检查身体，比较身体各项指标的变化，知道自己的生理限度。

除了医疗手段检查，日常生活中，可以用一些简便的方法大致测试自己的身体状态。

1. 体能

测试体能有很多方法，下面这几个方法比较方便易行。

俯卧撑

男性连续做20个以上俯卧撑，女性连续做13个以上俯卧撑，说明身体肌肉力量强；男性连续做11～18个俯卧撑，女性连续做6～12个俯卧撑，说明肌肉力量较强；男性只能连续做10个以下俯卧撑，女性只能连续做5个以下俯卧撑，说明肌肉力量一般。

屈膝深蹲

双腿左右伸开，双膝弯曲，男性连续下蹲24次以上，女性连续下蹲12次以上，说明肌肉力量强；男性连续下蹲19～22次，女性连续下蹲8～11次，说明肌肉力量较强；男性连续下蹲19次以下，女性连续下蹲6次以下，说明肌肉力量一般。

3000米跑步

如果男性跑完3000米需要的时间少于19分钟，女性少于21.45分钟，说明耐力强；男性跑完3000米需要20.15分钟，女性需要22.15分钟，说明耐力较强；男性跑完3000米需要21分钟，女性需要23.15分钟，说明耐力一般。①

2. 体重及体型

通过了解体重和体型，可以判断身体的状态是否正常，是否会有疾病风险。

---

① 斯文·孔策：《如绅士般优雅变老》第149页，2012年版。

布罗卡公式

布罗卡公式是一个比较简便的方法，由法国医生皮埃尔·保尔·布罗卡在19世纪提出，可以用来计算正常和理想的体重：**正常体重等于身高（厘米）减去100，理想体重等于正常体重（千克）减去正常体重（千克）的10%。**

例如：一位身高为180厘米的男性，

他的正常体重为180−100=80（千克）；

他的理想体重为80−80×10%=72（千克）。

身高体重比例指数

"身高体重比例指数"由世界卫生组织提出，可以衡量身高和体重的关系，判断体重是否正常以及理想。

"身高体重比例指数"兼顾身高、体重、年龄和性别等因素，计算身高和体重之间的关系。**"身高体重比列指数"等于体重（千克）除以身高（米）的平方：**

身高体重比例指数=体重÷身高

例如：一位身高1.8米的男性，体重为80千克，他的"身高体重比例指数"为$80÷1.8^2=24.7$。

按照世界卫生组织的标准，34岁以下女性的"身高体

重比例指数"在19～24之间；35到55岁女性的"身高体重比
例指数"在20～25之间；55岁以上女性的"身高体重比例指
数"在21～26之间，都是正常体重。在上面这三个年龄段，
女性的"身高体重比例指数"分别低于19、20和21，属于体
重过轻；分别高于24、25和在25～30之间，属于体重过重，
超过30属于肥胖；在30以上，"身高体重比例指数"越大，
肥胖度越高[1]。

　　24岁以下男性的"身高体重比例指数"在19～24之间；
25到50岁男性的"身高体重比例指数"在20～25之间；50岁
以上男性的"身高体重比例指数"在21～26之间，都是正常
体重。在上面这三个年龄段，男性"身高体重比例指数"分
别低于19、20和21，属于体重过轻；分别高于24、25和在
25～30之间，属于体重过重，超过30属于肥胖；在30以上，
"身高体重比例指数"越大，肥胖度越高。[2]

　　"身高体重比例指数"说明了身高与体重的关系，能够
用来判断体重是否正常。但是，这个比例指数里面没有包括

――――――――――

[1] 此处的身高体重比例指数标准更倾向于欧美标准。

[2] 赫博特·斯特夫尼、沃尔夫冈·费尔：《跑步饮食瘦身法》第67页，
　　2009年版。

肌肉和脂肪的因素，无法反映身体里面脂肪和肌肉的关系。例如经常健身的人以及运动员，他们的肌肉相对多、脂肪相对少，即使"身高体重指数"超过30，他们也不算是体重过重，存在肥胖的问题。

腰臀比例指数

"腰臀比例指数"说明的是腰围与臀围的关系，可以衡量身体脂肪的多少，确定脂肪主要集中在身体的什么部位，从而判断疾病风险。

计算"腰臀比例指数"，首先要测量腰围和臀围，然后用腰围除以臀围：

腰臀比例指数=腰围÷臀围

比例指数越大，说明脂肪堆积在腹部越多，身体就是苹果体型；比例指数越小，说明脂肪集中在臀部以及大腿越多，身体就是梨子体型。

女性的"腰臀比例指数"在 0.8以下，男性的"腰臀比例指数"在0.9以下，身体由于体重过重引起的疾病风险较小；女性的"腰臀比例指数"在 0.80～0.85之间，男性的"腰臀比例指数"在0.90～0.95之间，身体由于体重过重引起的疾病风险中等；女性的"腰臀比例指数"超过 0.85，男性的"腰臀比例指数"超过0.95[①]，说明身体的脂肪主要堆积在腹部，就是苹果体型，身体由于体重过重引起的疾病风险很大。[②]

衡量身体状态，体重是一个非常重要的因素，大家都非常关心。有些人喜欢每天站到体重秤上称量体重，发现称出的体重常常有变：有的时候多2千克，有的时候少1千克。多的时候，觉得自己胖了，少的时候觉得自己瘦了。其实，身体的体重在一天里面会有差别。例如，有时在早上起床以后称体重，体重比白天和晚上要轻一些。这不是因为睡觉的时候脂肪减少了，而是晚上睡觉的时候出汗或者排尿，减少了身体的水分，所以体重有所减少；而这个时候身体的脂肪含量会相对偏高。身体的体重不是唯一衡量健康的标准，重要的是身体里面脂肪的数量以及肌肉的多少。一般男性身体脂肪的比例应该为10%～20%，女性身体脂肪的比例20%～30%。

[①] 此处腰臀比例指数标准更倾向于欧美标准。
[②] 赫博特·斯特夫尼、沃尔夫冈·费尔：《跑步饮食瘦身法》第69页，2009年版。

三、定期运动

测试身体体能、了解身体状态，可以因人而异，选择合适的运动方式和强度。

运动，不是为了成为运动健将，也不要求达到竞技标准，不是追求跑得快、跳得高。**运动是活动身体，提高体能，带给身体舒适感。运动是乐趣，不是强求。**

运动没有年龄上限，任何年纪都可以运动，任何时候都可以开始。中老年人在医生的指导和建议下，选择合适的运动形式，注意生理条件和限度，同样能够提高身体的耐力，增强肌肉的力量，改善灵活协调能力，恢复并保持身体的活力。

运动的方式多种多样。无论步行还是跑步、体操还是打球，没有最好的运动，只有最合适的运动。每个人都可以根据自己的身体条件、时间和生活环境选择自己的运动。

运动方便易行，无论是户外还是室内、起居室还是球场，到处都可以运动。

1. 运动的意义

运动是生命的本性，是人的天性。人是一种动物，动物的特点就是要动，动是一个自然规律。20世纪最杰出的捷克长跑运动员埃米尔·扎托佩克有一个广为流传的名句叫作"鱼游、鸟飞、人跑"，非常恰当地描写了人的本性：鱼不能不游，鸟不能不飞，人不能不动。不动则违反人的本性。

自然里花开花落，人的身体健康衰老，一切都在变动成长。人的躯体是一个孵化地，生命在这里产生、长成和消失。水不流淌则腐，门不开关则锈，这是自然规律。"我们的生命如铁，使用它，就亮；不用它，就锈。"古罗马政治家加图如是说。活动身体并参与运动，就能保持并提高身体机能，预防疾病和过早衰老，生命就会充满生机；如果不动，身体就僵硬死板，没有活力。

运动是生命的活力剂，促进身体生长，刺激身体分泌各种激素。

人的身体有200多根骨头、650多块肌肉和上千亿个神经细胞。人体的肌肉就像一个电站，分为不同的部门，有血管里面的平滑肌肉、骨骼肌肉和心脏的横纹肌肉等等。在血管中，光滑的肌肉纤维调节血液的流动，控制血压；骨骼肌肉由像珍珠线一样的蛋白细胞组成，这些肌肉纤维捆绑在一起成为肌束，负责肌肉的缩短和伸长；横纹肌肉负责心脏的起搏，向各个器官输送血液。

肌肉还是糖原储存处。在运动适量并且氧气充足的情况下，肌肉通过燃烧脂肪和糖向身体提供新陈代谢需要的能量。只有拥有足够的能量，才能排除老细胞，再造新细胞，保持身体的正常温度。肌肉是人体最大的新陈代谢器官，是大脑以外最大的能量消耗器官。

运动使肌肉活动，在运动中，肌肉收缩并且放开，产生各种激素。例如，肌肉能够分泌"肌肉运动素"。**"肌肉运动素"**这个名称来自希腊词 Myokine，由 Mys（肌肉）和 Kinos（运动）这两个词组成。"肌肉运动素"是近10年被丹麦科学家发现的类似激素的信使物质，现在已知有400多种"肌肉运动素"。

"肌肉运动素"由肌肉细胞分泌出来之后直接进入血液，影响身体各个器官。例如，有一种"肌肉运动素"可以促进脂肪燃烧，提高肝糖的分解，具有消炎、预防糖尿病、癌症和心血管疾病的功能；另一种"肌肉运动激素"有利于肌肉吸收蛋白质，促进肌肉厚度的增长；还有一种"肌肉运动素"能够刺激脑细胞和血管细胞生成，放松血管，有利于降低血压。"肌肉运动素"可以协调新陈代谢、预防并减轻糖尿病、恢复和保持心血管功能、增强大脑以及其他器官的功能、促进骨骼生长，还能够消除脂肪、减轻体重。

"肌肉运动素"如此重要，但是它们不是现成储存在肌肉里面。只有在运动的时候，在肌肉收缩的时候，肌肉才会分泌这些激素。运动量足够大，肌肉分泌的"肌肉运动素"才足够多。如果运动量不够，肌肉就不会或者分泌很少的"肌肉运动素"。因此，要增加"肌肉运动激素"的分泌，就要适当提高身体的运动量，增加锻炼耐力、特别是肌肉力量的运动。

除了"肌肉运动激素"，**运动还会刺激身体分泌其他激素，减少压力激素，增加快乐激素。**

运动可以增加肌肉量，强化肌肉力量，延缓肌肉的萎缩，支撑身体的骨骼和关节，保持关节脊椎的灵活，减轻腰酸背痛，预防腰椎和颈椎突出，使身体轻捷灵敏，体态健美，坐如钟、站如松、行如风。

　　运动赋予身体能量，是身体和生命的增强剂，是预防疾病、延缓衰老的"良方"，我们应该经常"服用"，立刻开始活动身体。

2. 运动的准备

　　运动要使用身体，是对身体的挑战。如果已经很久没有运动，在重新开始定期运动之前，一定要去医生那里做一次全面体检，避免和减少由于突然运动或者突然增加运动量而产生的风险和意外。特别是要与运动医学医生沟通，听取他们对于运动强度和运动方式的建议。

　　一般35岁以上的人，特别是有遗传风险因素的人、抽烟的人、体重过重的人以及有高血压和糖尿病的人，在开始运动之前一定要进行心脏负荷测试、肺功能测试、各种抽血化验以及骨科的检查。很多人身体有潜在的风险，一般感觉不到，如果盲目运动，有时候可能发生意外。

　　医生在进行全面体检的时候，也可以测试身体的乳酸值，以此为根据，确定运动时候的心率，提出有效的运动强度建议。对于50岁以上的人来说，适当的运动强度尤其重要。体重过重的人、有关节炎以及糖尿病、高血压等其他疾病的人，运动强度不能太大，负担不能太重，他们必须征求医生的意见，在医生的指导和陪伴下进行运动。

运动锻炼应该有医生陪伴。每定期运动一段时间以后，可以再体检一次，检测身体在运动锻炼以后的变化，根据新的体检结果调整运动的强度。定期体检、接受医生的建议，非常重要。

运动期间如果出现呼吸困难、胸部疼痛、心跳紊乱等现象，必须马上看医生。运动锻炼以后，应该补充水分，例如不带气的矿泉水、白开水、花草茶等等，但不要喝酒。如果感冒，则最好不要运动。

在增加运动的同时，需要饮食配合——根据运动的强度调整碳水化合物、蛋白质以及脂肪的摄入。

运动最重要的是有规律、有计划，持之以恒。无论再忙，只要稍微有一些自律、稍微留一点时间、稍微克服一点惰性，保持运动习惯，坚持每天和每周运动，身体就会给予回报。

3. 运动的强度

运动的时候，适当的运动强度非常重要。运动强度太小，效果不大；运动强度太大，超过身体承受力，物极必反。为了控制运动强度，应该确定运动时候的心率。

最高心率和运动心率

身体的心率分为**静态心率**、**最高心率**和**最佳运动心率**。

静态心率是身体静止不动时，心脏每分钟跳动的次数。测量静态心率的最好时间是早晨醒来以后到起床之前。一般成年人的静态心率在60~80之间，运动员的静态心率可以更低。

最高心率是身体承受最大负重时心脏每分钟跳动的次数，也就是身体达到最大运动强度时心脏每分钟跳动的次数。最高心率可以通过跑步、使用跑步机和健身单车等方式测量。

如果没有上面这些测量的可能，可以用一个简单的公式来计算最高心率，就是用220减去年龄。例如：一位50岁的人，最高心率为220减去50等于170，运动的时候，每分钟心跳的最高次数可以达到170次。这种计算方法只是一个参考，可以因人而异上下增减波动。如果有心血管病的风险，那么最高心率的计算是用200减去年龄。

运动心率是身体运动时候的最佳心率，是按照体能以及运动目标确定的心脏每分钟的跳动次数。运动心率有两种计算方法。

一种计算方法是用最高心率乘以 50%～90%：

运动心率＝最高心率×（50%～90%）

另一种计算方法是卡佛能公式：

运动心率＝（最高心率－静态心率）×（50%～90%）＋
静态心率

被乘以的百分比可以在50%～90% 之间，取决于体能以及期望通过运动达到的效果。

有些人已经很长时间没有运动，体质较弱；有些人生过病，身体还处于恢复状时期，没有太多耐力，开始运动的时候，运动心率可以为最高心率的50%。这个心率，运动强度不高，运动时间可以较长，例如散步。这种运动强度有利于身体恢复。

例如：一位50岁的人，最高心率为170，病后恢复身体的运动强度不能太大，运动心率为 170×50%＝85左右。

有些人具备一点耐力，运动心率可以在最高心率的60%～70%之间。这个心率，运动强度相对较低，人的呼吸匀称，运动时间可以较长，例如徒步。这种强度的运动可以建立身体的耐力，达到一级基本耐力，有利于脂肪代谢。

例如：一位50岁的人，最高心率为170，为了逐步恢复体力，运动心率可以为 $170 \times （60\% \sim 70\%）= 102 \sim 119$。

有些人身体已经具有一级基本耐力，运动心率提高到最高心率的70%~80%之间。这个心率，运动强度中等，人可以深度呼吸，呼吸均匀，运动时间可以稍长，例如快速徒步、中速长跑。这种运动强度可以提高身体的耐力，达到二级基本耐力，有利于改善心血管功能，燃烧脂肪和糖。

例如：一位50岁的人，最高心率为170，要提高耐力，建立二级基本耐力，运动心率可以为 $170 \times （70\% \sim 80\%）= 119 \sim 136$。

较低强度和中等强度的运动，身体供氧充分，不会缺氧，这样强度的运动也叫作"有氧运动"。"有氧运动"的运动强度适量，可以持续较长时间。

有些人已经具备二级基本耐力，运动心率可以提高到最高心率的80%~90%之间。这个心率，运动强度较高，属于较高强度，呼吸急促，运动时间较短，例如快跑。这种强度的运动可以进一步提高身体耐力，达到次强耐力。进行这种强度的运动，身体供氧不足，接近无氧状态，运动时间稍长就会疲劳。这种较高强度的运动用于运动比赛准备，可以锻炼身体供氧以及排解乳酸的能力。

例如：一位50岁的人，最高心率为170，他要做比赛准备，运动心率可以为 170×（80%～90%）=136～153。

有些人具备很强的耐力，运动心率可以达到并高于最高心率的90%。这个心率，运动强度高，运动时间极短，呼吸困难，例如百米跑步。这个种强度的运动可以最大限度提高耐力和速度，达到最强耐力。进行这种强度的运动，身体缺氧，所以叫作无氧运动。无氧运动时身体极度疲劳，只能在极短时间内进行。这种高强度的运动主要用于运动员训练，提高成绩。

例如：一位50岁的人，最高心率为170，他要参加百米赛跑，运动心率可以短时超过 170×90%=153。

运动的时候要根据自己的身体状态来确定运动心率和运动强度，在达到一定的基础以后，再根据需要慢慢增加心率，提高运动强度。

脂肪和糖的燃烧

运动的时候身体需要能量，这些能量来自脂肪和由碳水化合物转化而来的糖。脂肪存储在身体的各个部位，数量很多；糖储存在肌肉和肝脏里面，数量有限。身体运动的时候，通过燃烧脂肪和糖获取能量，燃烧1个单位的脂肪释放提供的能量多于燃烧同量糖释放提供的能量。

由于运动强度的高低不同，身体燃烧脂肪和糖的多少和比例不同。

在较低强度运动的时候，也就是运动心率为最高心率60%～70%的时候，身体供氧充足，身体主要通过燃烧脂肪获得能量，运动的时间越长，燃烧的脂肪越多。所以，较低强度的"有氧运动"有利于减少脂肪。但是，由于运动强度较低，需要的时间也长。

在中等强度运动的时候，也就是运动心率为最高心率70%～80%的时候，身体燃烧脂肪的比例变小，燃烧糖的比例变大。

在较高强度运动的时候，也就是运动心率为最高心率80%～90%的时候，身体供氧不足，主要依靠燃烧糖获取能量。

　　在高强度运动的时候，也就是运动心率为最高心率90%以上的时候，身体缺氧，完全依靠燃烧糖提供能量。如果这个时候身体缺糖，身体就会启动肌肉里的蛋白质作为能量来源，这种情况有伤身体。

　　用跑步的例子来说，如果跑步的速度是中等速度，跑步心率在最高心率的70%～80%之间，跑步的时候身体供氧充分，呼吸均匀，跑步的时间也可以保持较长，超过30分钟；这个时候，身体主要通过燃烧脂肪和糖来获取能量。如果跑步的速度较高，跑步心率超过最高心率的80%，跑步的时候身体供氧不足，呼吸急促，跑步的时间也不能持续很长。这个时候，身体主要通过燃烧糖来提供能量。

　　通过测定最高心率，确定运动心率，可以因人而异地控制运动强度。了解身体在运动时候燃烧能量的来源，有利于有的放矢地从事运动。

　　如果为了建立耐力、减少脂肪、强化肌肉，可以进行较低强度的运动，运动心率为最高心率的60%～70%；如果为了更多提高耐力，改善心血管功能，燃烧脂肪和糖，更多消耗能量，减少体重，可以进行中等强度运动，运动心率为最高心率的70%～80%；如果为了增强更多耐力，提高氧气吸收，可以进行较高强度的运动，运动心率为最高心率的80%～90%；如果为了更有效地减少体重，可以进行中等强度和较高强度交替间歇运动，这两种强度的运动要燃烧脂肪和糖，可以提高能量的总量消耗；如果是为了准备竞技比赛，可以进行短时高强度运动，运动心率为最高心率的90%～100%。这个时候只是消耗糖，所以要注意补充糖。

乳酸值和身体供氧

　　进行较高以及最高强度运动的时候，身体供氧不足或者缺氧，主要依靠分解糖来满足身体的能量需求，这就是无氧代谢。在这个过程中，被分解的糖变成乳酸进入血液，当血液里的乳酸量超出身体可以排除的乳酸量的时候，就形成乳酸堆积。因此，可以通过测量血液里乳酸的多少来确定身体的耐力，以此确定运动心率以及运动强度。运动的时候，乳酸量上升得越快，说明耐力越弱；上升得越慢，说明耐力越强。

　　测量乳酸，可以通过跑步或者使用单人踏车来进行。跑步或者踏车的时候，从慢到快逐渐加速，乳酸量逐渐增多。通过测量乳酸，可以从乳酸的浓度判断身体燃烧的脂肪和糖的比例，也可以确定身体产生乳酸多于排除乳酸的界点，这个界点被称为"乳酸门栏"。对于一般人来说，通常把血液里乳酸含量达到 4mmol/L的界点定为"乳酸门栏"。

如果血液里面的乳酸值在"乳酸门栏"之下，属于"有氧运动"。这个时候是中等运动强度，身体供氧充足，身体适度疲劳，可以较长时间运动。通过"有氧运动"，身体获得更多氧气，有利于改善心血管及肺部功能，燃烧脂肪和糖，提高身体的"基本耐力"，是"次强耐力" 和"最高耐力"的基础。

如果血液里面的乳酸值超过"乳酸门栏"，属于"无氧运动"。这个时候运动强度大，乳酸堆积越多，供氧少，甚至缺氧，身体极度疲劳。这种高强度的"无氧运动"只能短时进行。"无氧运动"可以燃烧糖，增加能量消耗，提高身体的"次强耐力"和"最强耐力"。

血液里乳酸浓度越低，说明身体的供氧量越高；乳酸浓度越高，说明身体的供氧量越少。所以"乳酸门栏"也称作"无氧门栏"，在这个门栏之下，身体吸收和消耗的氧气处于平衡状态。

"乳酸门栏"的高低因人而异。一个经常运动的人，他的"乳酸门栏"高于一般的界点，处于"乳酸门栏"时的心率可以达到最高心率的90%；而一个刚开始运动的人，他的"乳酸门栏"较低，"乳酸门栏"时的心率最多可以达到最高心率的80%。

平时运动的时候，可以从呼吸的强度和节奏判断耐力，感受运动的强弱。如果呼吸急促，说明运动强度太大，身体缺少氧气，乳酸就会增加。例如：在平路上跑步，跑速均匀，呼吸匀称，乳酸值平稳，运动强度不高；而在山路上跑步，呼吸和心跳就会加快，乳酸值就会增高，运动强度加大。

运动的时候，乳酸值不要超过自己的"乳酸门栏"，可以根据乳酸和身体状况确定适当的运动心率，保证身体有充足的供氧，燃烧足够的热量，避免过度运动的疲劳，取得预期的运动效果。

4. 运动的方式

身体的活动，一方面是日常生活中的各种动作，另一方面是专门的体育运动。身体每天都应该活动，就像吃饭、睡觉、喝水一样必不可少。

每天早上起床之后，我们可以做30分钟早操，伸展身体，活动关节，唤醒肌肉，启动身体器官和大脑思维。这是一天的"预热准备"，需要早起，合理安排早上时间，从容开启健康的一天。

每天我们的身体至少要活动30分钟，尽量多走路、多爬楼梯，少坐车、少乘电梯，多骑车；多做家务，多和孩子一起游戏；看电视的时候可以做一些简易体操，多动少坐；使用电脑的时候应该间歇站起走动放松，做些伸展运动；办公的时候，使用能够升降的写字桌，静坐与站立交替；我们可以带上计步器，记录每天行走的步数，每天步行累计有5000步甚至10000步最为理想。

每周我们至少应该进行3～4次耐力运动，改善心血管功能，增强心肺功能；每周进行3～4次肌肉力量运动，强化肌肉，同时锻炼身体的灵活与协调能力。

耐力锻炼和肌肉力量锻炼可以交替进行。一天锻炼耐力，一天锻炼肌肉力量，锻炼的强度要适中，不要过量，超过生理限度。刚刚开始锻炼的时候，要慢慢增加运动量，让身体的肌肉和骨骼逐渐适应锻炼的强度。

我们可以按照自己的体能、喜好和条件选择锻炼耐力和肌肉力量的运动方式，不必勉强；也可以变换多种运动方式，避免枯燥无聊，享受运动的乐趣。

我们不要把运动视作一种任务，而应该把它看作一种积极的社交活动。与志同道合的伙伴、家人、朋友一起运动，可以增进亲情和友情，让心灵愉悦。

如果坚持每天、每周、每月定期有规律地运动，身体的耐力、力量和灵活协调能力都可以得到提高。

耐力运动

我们身体平时的活动没有太大强度，例如散步和从事家务，为了提高体能，有必要进行耐力运动。

通过耐力运动，可以增加身体供氧量，增强心血管和肺部功能，增加器官血液供给，增强免疫系统，燃烧更多的脂肪和糖，从而减少体重。

耐力运动的方式有很多，例如徒步（北欧式行走、远足）、跑步、爬山、游泳、跳舞、骑车、打球，跳跃、有氧体操，使用跑步机、椭圆机、健身单车以及高低强度交替间歇运动等等。

　　进行耐力运动，适当的运动强度很重要。强度太低，达不到效果；强度太高，对身体不利。所以从事耐力运动，必须确定适当的运动心率。刚刚开始进行耐力锻炼的运动者，运动强度最好保持在有氧运动范围之内，运动心率在最高心率的70%~80%之间，每次运动30~60分钟，每周3~4次，逐渐建立"基本耐力"，有效燃烧脂肪和糖。

　　耐力运动，可以在室内也可以在户外进行。有的人喜欢健身房，不受天气限制，使用跑步机、椭圆机以及健身单车进行运动。有的人喜欢户外运动，风雨无阻，回到大自然，乡间小路成为跑道，公园和森林成为运动场地。在自由的天空下、新鲜的空气里，不需器械就可以动起来。在树林里活动一天，可以减少30%~50%的压力激素，舒缓身心。阳光灿烂的时候，可以增加身体的维生素D；冰冻天冷的时节，清凉的空气滋润心肺。一年四季，在大自然的运动场上，身体分泌出快乐激素，对抗抑郁。

徒步

走路或者徒步是最简单最便捷的运动，每个人都可以做到。**坚持步行、坚持走着上下楼梯，是走向健康，延缓衰老达到高龄的第一步。**每天行走1万步或者徒步3～5公里，耐力就会增强。

我们可以在家附近快走，也可以在平缓的山地徒步。很久没有运动的人可以通过徒步慢慢增加耐力。为了有效提高耐力，最好快走。可以徒手快走，也可以北欧式行走。徒手快走或者北欧式行走，运动心率应为中等强度的心率，每次行走至少30分钟，每周3～4次。

如果尝试北欧式行走，首先要选择合适的手杖，根据自己的身高决定手杖的长度，手杖的材料和结构要坚硬稳固。合适的户外徒步鞋也很重要。

北欧式行走的时候，要注意熟悉行走的技术和动作。使用北欧式手杖行走与使用一般拐杖不同，要用双臂带动手杖；手杖向后的时候不是垂直撑地，而是斜平戳向地面。

北欧式行走，开始距离不要太长，熟练行走技术之后逐渐延长距离。行走的时候，呼吸要保持均匀，不要喘不过气来；行走心率最好在最高心率的70%～80%之间。锻炼一段时间，具备一定的耐力以后，可以选择高低起伏的地形行走，也可以快慢间歇交替行走。

行走之前，要做拉伸活动，预热肌肉。行走之后，也要做拉伸练习，拉开疲劳的肌肉，放松身体。

对于不喜欢跑步的人和没有很多耐力的人来说，北欧式行走是一种很好的锻炼耐力的方式。有些人希望练习跑步，但是耐力还不够，也可以从北欧式行走开始，逐步提高耐力。

北欧式行走可以建立"基本耐力"，增强心血管功能，改善身体供氧，燃烧脂肪和糖，减少体重。同时锻炼强健双肩、双臂、上身以及双腿肌肉。如果每天能走至少30分钟，身体就会进入一种身心投入的舒适状态，压力激素减少，快乐激素增多，让人平和安静。

跑步

跑步也是提高耐力的一种简单易行的运动。跑步不是为了跑完马拉松，也不是为了打破纪录。体力较强，可以多跑；体力较弱，可以少跑。通过跑步，可以逐渐提高耐力。

跑步之前，可以先徒步快走，预热肌肉；跑步结束，不要冲刺或者骤然停止，要慢跑5~10分钟，然后慢走，深呼吸，使身体逐渐降温平静下来。恢复到正常状态之后，再做

5～10分钟的拉伸练习，保持和提高肌肉的柔软灵活，加速体力恢复，避免受伤。

刚刚开始学习跑步，可以先间歇跑步。例如，先跑2分钟，然后走2分钟，再跑2分钟，再走2分钟，如此反复，逐渐增加跑步的时间。

跑步的时候，速度不要太快，要能够正常呼吸，可以与人说话，这样跑上半小时以后也不会太累。如果跑得太快，呼吸急促，身体缺氧，血液里面的乳酸堆积，肌肉抽筋变硬，身体缺少能量，大脑也会因为身体不适发出拒绝跑步的信号，使跑步的时间不能持续很长。

跑步过程中，运动心率为中等强度的心率较好，血液里的乳酸不要超过4mmol/L。这个时候，身体主要燃烧脂肪和糖作为能量，氧气供应充分，分泌快乐激素，身体舒畅放松。这样跑步是给予身体和心灵的礼物，身体会享受这样的愉悦，会记住这些愉悦的时刻，向往这些愉悦的瞬间，对跑步上瘾，主动要求跑步，不跑步就会难受。一般每周跑步3～4次，每次跑步在30～60分钟之间，可以提高耐力。

跑步最重要的装备是跑鞋，需要准备2～3双适合不同地形的跑鞋。跑鞋要能够固定、支撑并带动双脚，还要防震、保护膝盖。如果有扁平足、内八字或外八字脚，有O形腿或者X形腿，要看骨科医生，配置运动矫正鞋垫。购买跑鞋，可以征求运动学医生、骨科医生和专业矫正师的意见，也可以通过测试和分析跑步的姿势来决定购买跑鞋的类型。

跑步前两小时不要吃不易消化的食物，避免肠胃负担过重。每天应该摄入足够的水分，例如矿泉水或者茶水。早上起床以后，如果空腹跑步，可以饮用200毫升水和果汁的混合饮料，其中2/3为不带气的水，1/3为果汁，提供身体跑步时候需要的能量。

跑步的时候，身体脾与肝的部位有时会出现针刺一下的感觉，如果很痛，就要放慢跑步速度或改为步行，直到疼痛消失。跑步时出现这种刺痛，原因还不完全清楚，有可能是因为腹部肌肉太弱，也有可能饮食不当。所以，加强腹部和腰背部肌肉的练习，控制跑步之前的饮食，对于跑步也很重要。

跑步的时候关节和脚有时会疼痛，有时是因为跑鞋和袜子不合脚，挤脚磨脚，有时是因为体重过重，有时是因为身体骨骼不平衡，脚的姿势不正。出现这种疼痛就要看医生查明原因。

跑步的时间可以在早上或者晚上5～7点之间，这样跑步的效果更好，可以让精神放松，氧气洗肺，有效减少压力激素。

有的人喜欢单独跑步，有的人喜欢与他人一起跑。这个时候，应该留意大家的水平，互相鼓励，从而跑起来更有乐趣，更容易坚持定期跑步。

开始定期的跑步，可以做跑步日记，记录和检查跑步的效果。

除了徒步和跑步，骑车也是可以在日常生活中进行的耐力运动。如果可以骑车上班，每次保持每小时15公里的速度。体重70千克的人，骑车30分钟就可以燃烧240卡路里的热量，每天来回就可以燃烧480卡路里，增加能量消耗，减少腹部脂肪堆积。

力量运动

从30岁左右开始，随着年龄增加，肌肉开始老化和萎缩。因为肌肉力量减弱，年长的人会步履蹒跚、容易跌倒；因为肌肉缩短僵硬，年轻的人也会腰酸腿痛。但是肌肉是

"唯一一个可以倒转的生物钟"，这是德国医生斯通慈的一句名言。通过运动，肌肉可以重新建立并得到强健。

骨骼肌肉支撑骨骼，布满全身：脚部肌肉、小腿肚肌肉、大腿肌肉、臀部肌肉、腰腹肌肉、胸部肌肉、背部肌肉，肩部肌肉、颈部肌肉、脸部肌肉等等。各个部位的肌肉相互关联，共同合作，保证身体正常运作。

肌肉的收缩和拉伸引起身体的动作，一块肌肉的动作会引起另外一块肌肉相反的动作，例如：弯曲胳膊，上臂前侧的肌肉就会收缩，同时上臂后侧的肌肉会拉长。如果一块肌肉没有力量，无法收缩伸展，就会影响到另外肌肉的功能，例如：腹肌和背肌是一收一伸的伙伴，如果腹肌和背肌同样有力，两面的肌肉不会失衡，身体的姿势就端正；如果一面肌肉有力，另一面肌肉无力，肌肉失去平衡，身体的姿势就不端正，久而久之，肌肉变得僵硬，脊椎出现问题。

肌肉强健才能支撑关节、维护脊椎，身体才能挺直，手才能拿起重物，腿才能行走奔跑。

力量运动就是强健肌肉，通过运动重新建立肌肉，增强肌肉的力量，恢复各个肌肉之间的平衡。

力量运动的方式也有很多，例如皮拉特斯、健身体操、彩色弹力健身带、彩色弹力健身球、水中体操、哑铃以及各种室内负重器械等等。这些力量运动最好在运动治疗师或者健身教练的指导下进行。

本书第五章会介绍使用彩色弹力健身带强健肌肉的方法，谨供参考。练习的时候，要注意在开始锻炼之前预热身体，结束锻炼之后拉伸放松肌肉。

力量运动强化肌肉，主要动作是肌肉的紧缩和放开，注意不要引起疼痛。紧缩的动作要适度，不要过度。每次力量运动的时间在30～60分钟，每周3～4次。

力量运动可以强健肌肉，增强肌肉力量，增加肌肉量。肌肉量的增加可以消耗更多的能量，燃烧更多的脂肪，减轻体重。强健肌肉，可以促进"肌肉运动素"的分泌，预防和治疗心血管疾病等。

肌肉的强健，可以强化韧带，拉紧皮肤，改善骨骼的承受力；延缓由于年岁增大而造成的骨骼退化，预防骨质疏松，保证关节正常使用；预防和消除各种肌肉和关节以及脊椎的疼痛，减少脂肪，优化体态。

灵活与协调运动

走路摔跤、穿针引线和瞬间把球踢入球门等动作都与身体的灵活协调能力有关。**身体具备足够的灵活与协调能力，肌肉和关节才能迅速活动，稳妥完成相关动作。**

灵活与协调能力涉及身体对于外部信息的反应，关系到神经与肌肉之间的协调，肌肉与肌肉之间的互动；只有各个环节顺通，身体才能熟练、快速并灵巧地完成连续的动作。

我们的身体通过眼睛、耳朵、皮肤等感官接收到外部环境的信息和刺激，把它们传输给中枢神经。中枢神经向肌肉发出指令，指挥和控制肌肉的动作。肌肉和关节里面的"受感器"随时把肌肉完成动作的情况、身体各部位的姿势以及肌肉紧张的程度反馈给大脑，大脑则根据反馈的信息发出新的指令。

灵活与协调运动就是训练身体感官接收、大脑控制与肌肉执行之间的协调。通过有针对性的训练，改善神经与肌肉的协调，优化各个肌肉之间的互动，恢复和保证动作灵活、快速以及熟练。

灵活与协调运动有很多方式，例如拉伸练习、筋膜训练、费尔登奎莱法、单腿站立、平衡木、平衡板以及各种球类。

本书第五章会介绍"拉伸练习"方法，可以帮助拉长肌肉，改善肌肉、韧带以及关节的灵活，谨供参考。拉伸的时候，拉伸要适度，不要引起疼痛，要循序渐进，以免受伤。

平时我们可以多做单腿站立，练习平衡协调，例如闭上眼睛单腿站立或者转动；也可以做抛球练习，抛球再接球；还可以打球，例如羽毛球、篮球、乒乓球、排球等等，都可以训练协调反应。

练习灵活与协调的方式越丰富，学习的动作越多样，神经受到的刺激也就越多，对外界信息做出的反应也越快。在训练的时候，可以重点练习一些在日常生活中不太使用的动作，调动更多的神经和肌肉。

耐力运动、力量运动以及灵活与协调运动是运动的三个方面，它们相辅相成，可以恢复和保持身体健康、延缓身体老化，保持青春的活力。

四、均衡饮食

运动是保持健康和青春的源泉，饮食则是生命的基础，

动回生命

均衡的饮食是健康生命的保证。"人吃故人在。"一位德国哲学家这样理解人与饮食的关系，"民以食为天"这个中国名句也表达了食物对于人的重要性。

身体需要食物，摄入食物才能保证身体和生命的存在。由于身高、体重、年龄、性别以及生活方式和自然环境不同，每个人对于食物的能量和种类需求不尽相同。因此饮食应该因人而异，按照具体需求均衡搭配。

1. 身体能量消耗

身体的存在，需要能量。无论静止还是活动，人体都需要能量，也就是"静态能量消耗"和"动态能量消耗"，"静态能量消耗"与"动态能量消耗"的总和就是身体每天消耗的总能量。

静态能量消耗

身体在静止的时候，各个器官依然工作：大脑控制神经、心脏跳动、肺部呼吸等等。即使在睡眠的时候，身体也在消耗能量。"静态能量消耗"是指身体在空腹、静止状态以及温度在28摄氏度时维持身体24小时正常功能所需要消耗的能量。为了保证身体的正常新陈代谢，身体每天摄入的能量应该不少于"静态能量消耗"。

"静态能量消耗"的多少因人而异，取决于每个人的体重、身高、性别、年龄等因素。一般正常的"静态能量消耗"应该每天在1200～1600卡路里之间。

影响"静态能量消耗"的因素有多种，一般可以使用哈里斯–本尼迪克特公式计算"静态能量消耗"，作为参考。

女性："身高体重比例指数"小于30的女性，24小时的"静态能量消耗"=655+9.6×体重（千克）+1.8×身高（厘米）–4.7×年龄。"身高体重比例指数"等于或大于30的女性，24小时的"静态能量消耗"=2.4×体重（千克）+9×身高（厘米）–4.7×年龄–65。

男性："身高体重比例指数"小于30的男性，24小时的"静态能量消耗"=66.5+13.7×体重（千克）+5×身高（厘米）–6.8×年龄。"身高体重比例指数"等于或大于30的男性，24小时的"静态能量消耗"=3.4×体重（千克）+15.3×身高（厘米）–6.8×年龄–961。

例如：一位身高为1.64米、体重为59千克的女性，她每天的"静态能量消耗"为1340卡路里。一位身高为1.67米、体重为74千克的男性，他每天的"静态能量消耗"为1740卡路里。

"静态能量消耗"与身体肌肉和脂肪的比例有很大关系。肌肉越多，需要的能量越多，"静态能量消耗"就越高；脂肪越多，肌肉越少，需要的能量越少，"静态能量消耗"就越低。随着身体老化，肌肉减少，"静态能量消耗"也会降低。

成年人每天的"静态能量消耗"一般占每天"总能量消耗"的 60%～75%。通过训练肌肉，增加肌肉量，"静态能量消耗"就可以提高，在相同饮食的条件下，肌肉就是在睡眠中也能消耗能量，减少脂肪。

"静态能量消耗"也受遗传基因以及生活方式的影响。两个体重、身高和身体结构相同的人，由于基因和生活方式的不同，身体在静止状态下消耗的能量会相差很多。此外，气温的升降、情绪的波动、生病发烧，都可以影响"静态能量消耗"的增减。

动态能量消耗

除了"静态能量消耗"，身体的每个活动，例如起床刷牙、骑车上班、搬抬重物、跑步打球都要消耗能量。"动态能量消耗"就是身体在活动的时候需要消耗的能量。

"动态能量消耗"的多少也是因人而异，取决于身体条件以及身体活动程度。活动的时间越长、强度越大，"动态能量消耗"就越大；活动的时间越短、强度越小，"动态能量消耗"就越小。不同的人完成同样的活动，消耗的能量也不同。

计算"动态能量消耗"，首先要考虑身体活动的强度和时间，参考使用"身体活动强度指数"。例如：身体睡眠状态的"身体活动强度指数"为0.95；身体完全坐着工作状态的"身体活动强度指数"为1.2；身体大部分时间坐着工作状态的"身体活动强度指数"为1.6；身体大部分时间走动或站立工作状态的"身体活动强度指数"为1.85；身体运动等高强度活动状态的"身体活动强度指数"在2.0～2.4之间，具体指数取决于身体活动的强度。

用上面这些"身体活动强度指数"乘以每种活动持续的时间，再把这样相乘计算出来的结果加起来除以24（小时），就是"身体活动强度平均指数"。

"身体活动强度平均指数"＝（小时×0.95+小时×1.2+小时
×1.6+小时×1.85+小时×2.0）÷24

用"身体活动强度平均指数"减去1，再乘以"静态能
量消耗"，就可以计算出身体每天的"动态能量消耗"：

"动态能量消耗"＝（"身体活动强度平均指数"－1）
×"静态能量消耗"

例如：那位身高1.67米、体重为74千克的男性，他每
天的"静态能量消耗"为1740卡路里，每天睡眠8个小时，
14个小时以坐为主，2个小时运动。用时间乘以相应的各种
"身体活动强度指数"，就是他各种活动每天的强度指数。

睡眠：8（小时）×0.95=7.6

坐：14（小时）×1.6=22.40

运动：2（小时）×2.22=4.44

把各种活动每天的强度指数相加除以24（小时），就是
他每天的"身体活动强度平均指数"：

（7.6+22.40+4.44）÷24小时=1.43

用"身体活动强度平均指数"减去1再乘以他的"静态
能量消耗"得出他每天的"动态能量消耗"：

（1.43–1）×1740=748.20（卡路里）[①]

总能量消耗和体重

身体每天都有"静态能量消耗"和"动态能量消耗"，这两种能量消耗合在一起就是身体对能量需求的总和，也称作"总能量消耗"。

"总能量消耗"="静态能量消耗"+"动态能量消耗"

由于"静态能量消耗"和"动态能量消耗"的不同，每个人的"总能量消耗"也不同，同一个人每天的"总能量消耗"也不同：活动多，能量消耗多；活动少，能量消耗少。

如果身体每天的"总能量消耗"大于每天摄入的能量，长期这样，体重就会减轻；如果身体每天的"总能量消耗"小于摄入的能量，长期这样，体重就会增加。

我们饮食应该保证身体获得适量的能量。能量过多，体重会过重；能量太少，体重会过轻。这两种情况都有损

---

① 赫博特·斯特夫尼、沃尔夫冈·费尔：《跑步饮食瘦身法》，2009年，第70～71页。

健康。

如果体重过轻，应该增加能量摄入，满足身体的基本需要；如果体重过重，需要减少体重，每天摄入的能量要多于"静态能量消耗"，保证身体的基本能量需求，同时要少于"总能量消耗"的80%。这个比例比较合理，如果摄入的能量比"总能量消耗"少太多，身体活动后没有足够的能量，有伤身体；如果体重严重超重，刚刚开始的时候每天摄入的能量可以比"总能量消耗"少30%～35%。

例如上面那位身高1.67米、体重为74千克的男性，他每天的"静态能量消耗"为1740卡路里，每天的"动态能量消耗"为748.20卡路里，那么他的"总能量消耗"为2488.20卡路里。

为了维持身体的基本功能，这位男性每天必须摄入1740卡路里的能量，才能满足身体对能量的基本需求。如果他每天摄入的能量低于1740卡路里，那么他身体的能量就会供应不足，不利于正常的新陈代谢。

如果他每天摄入的能量超过总能量2488.20卡路里，长期这样，他的体重就会增加，体重就会过重。

如果他想要减少体重，摄入的能量就要少于"总能量消耗"的80%，也就是少于1990.56卡路里，比 2488.20卡路里的"总能量消耗"少摄入497.70卡路里，长期坚持就可以减轻体重。

体重过重，应该适量控制食物摄入，同时应该增加体力活动和运动。特别是通过运动可以增加能量消耗：首先，运动可以强健肌肉，肌肉越多，消耗的能量越多，身体每天的"静态能量消耗"越大；其次，运动也可以提高身体的"动态能量消耗"，例如一个体重为70千克的男性，他跑步30分钟可以消耗319卡路里，游泳30分钟可以消耗254卡路里，北欧式行走30分钟消耗230卡路里，中等强度徒步消耗200卡路里。所以，在满足身体基本能量需求的情况下，适当控制饮食，增加运动是最好的减轻体重的方法。

计算、评估身体的总能量消耗和需求，是均衡摄入食物的第一步。 为了能够合理安排每天摄入的能量，应该了解各种食物的能量，做到有意识饮食。

2. 身体能量的来源

与了解身体能量消耗一样，了解摄入食物的能量和成分也是做到均衡饮食不可缺少的前提。

由于身体的机能、遗传基因不同，文化传统以及生活环境有差异，每个人的身体对于食物的需求和接受程度也不尽相同。例如德国以面包为主，中国则多吃米饭；有的人喜欢喝牛奶，有的人牛奶过敏。因此饮食要因人而异，符合每个人自身的身体条件和生活环境。

尽管饮食的具体食物各有不同，但是饮食最重要的是均衡各种基本物质的搭配，特别要重视碳水化合物、脂肪、蛋白质以及纤维素的配比，保证身体获得足够的能量和全面的营养，避免由于营养失调引起的疾病。

身体的新陈代谢需要碳水化合物、蛋白质和脂肪。摄入的碳水化合物分解为糖，脂肪分解为脂肪酸，为身体提供能量；蛋白质分解为氨基酸用于构建细胞组织。身体燃烧糖和脂肪，获得能量。如果糖和脂肪过多，就会储存起来，引起肥胖。在需要的时候，蛋白质也可以转化为能量。脂肪燃烧的时候产生最多能量，碳水化合物和蛋白质提供的能量相对少一些：燃烧1克脂肪可以产生9卡路里的能量，燃烧1克碳水化合物释放4卡路里的能量，1克蛋白质提供4卡路里的能量。

一般来说，身体每天获得的能量应该有55%来自碳水化

合物、30%来自脂肪（特别是不饱和脂肪酸）、15%来自蛋白质，此外，至少消耗30克纤维素。

碳水化合物

碳水化合物是身体能量的主要来源，为大脑、神经和肌肉提供能量。

全麦食物（例如全麦面包、全麦面条）、野稻米、小米、玉米等粗粮属于碳水化合物。这些粗粮属于多糖食物，富含纤维，身体消化需要的时间长，吸收得慢，不会很快转换成血糖，血糖上升慢，不容易饿，所以不需要摄入过多。

蔬菜、水果、干果等也是碳水化合物，这些食物富含维生素、纤维素以及矿物质，能够给身体带来能量和各种营养。

精白面食物（例如白面包）、甜食、甜味饮料等等也是碳水化合物，但是它们与全麦食物和其他粗粮食物相反，是单糖食物，少有纤维素，可以在短时间内很快被身体消化吸收，转化成血糖，使血糖快速上升。由于很快产生饥饿感，所以容易过度摄入，堆积之后转化成脂肪。

我们摄入的能量，有55%来自碳水化合物，因此，应该多摄入全麦等粗粮食物、蔬菜、水果、干果等等。特别是早餐摄入足够的粗粮碳水化合物，可以给大脑提供充分的能量，保证思维的正常运行。

如果摄入过少的碳水化合物，身体缺糖，大脑思维无法正常运行，身体也无法正常运动。在过度缺糖的情况下，身体就会分解肌肉里面的蛋白质来获取能量，这样会对肌肉造成伤害：肌肉缺乏蛋白质，就会萎缩，使燃烧的脂肪减少。所以过度节食，过度减少碳水化合物的摄入，不利于身体健康。

年事已大，身体的能量消耗减少或者体重过重，需要减轻体重的人，可以适当减少淀粉碳水化合物的摄入。例如，可以把摄入碳水化合物的比例减少到45%，减少晚餐时候淀粉碳水化合物的摄入，最重要的是要尽量减少甜食、甜味饮料以及非粗粮食物的摄入。

脂肪

现在的饮食中，脂肪比例较高，是体重增加的最大因素。每1克脂肪可以提供9卡路里的能量，比每1克蛋白质或者碳水化合物要高出2倍。脂肪会引起和提高食欲，容易摄入过多，如果缺乏一定强度的运动，脂肪就会毫不留情地堆积在身体里面，特别是集中在腰部和腹部，使人成为"金圈围腰"以及"啤酒肚"。

脂肪分为饱和脂肪酸和不饱和脂肪酸。饱和脂肪酸被称为不好的脂肪，肉类和奶制食品里面含量很高，例如，在肉肠、奶酪、黄油里面都能找到。过多饱和脂肪酸对身体有害，需要控制摄入。**不饱和脂肪酸被称为好的脂肪，支持脂肪的代谢以及身体能量需求，在血管里面与蛋白质结合起来成为脂蛋白，运送胆固醇。**不饱和脂肪酸是身体必需的物质，需要每天通过食物摄入。橄榄油、菜籽油以及海鱼里面都含有大量不饱和脂肪酸。多摄入不饱和脂肪酸，有利于高密度脂蛋白的产生，也就是说脂蛋白里的蛋白质多脂肪少，它是保护血管的好脂蛋白。如果身体内饱和脂肪酸过多，缺少运动，就会导致低密度脂蛋白的增加，也就是脂蛋白里的蛋白质少脂肪多，容易引发心血管疾病。

身体每天的能量最多只能有30%来自脂肪，如果运动强度很大，可以提高到35%。

蛋白质

蛋白质是身体不可缺少的基本物质，帮助身体新陈代谢。蛋白质由氨基酸组成，多个氨基酸一起构成不同的氨基酸链。由于氨基酸的组合不同，构成的蛋白质也不同，每种蛋白质都有自己的功能和特性。现在已知的有20种氨基酸可以组成蛋白质，大部分氨基酸由身体自己产生，这些氨基酸被叫作"非必需氨基酸"；另外有8种氨基酸，不能由身体自己生产，需要通过食物摄入，这些氨基酸叫作"必需氨基酸"。

蛋白质里的氨基酸是构成身体细胞、肌肉组织、皮肤、头发、酶以及激素的基本物质。如果缺少氨基酸，身体容易感染、肌肉无力、体重过重。

我们摄入的能量应该有15%来自蛋白质。如果体重过重，需要减轻体重，可以在一段时间内增加食用富含蛋白质的食物，摄入食物营养成分的比例可以是45%碳水化合物、30%健康的脂肪、25%蛋白质。蛋白质本身的能量低，每1克蛋白质只提供4卡路里的能量。摄入蛋白质，容易产生饱腹感，不会过量饮食。在消化食物的时候，为了能够把食物中的蛋白质转化为身体自己的蛋白质，身体需要分解脂肪获得能量；转换100克蛋白质可以消耗24卡路里的热量。热量少、耗能多、不会过量进食，这些是蛋白质可以帮助减少体重的原因。

蛋白质分为植物蛋白和动物蛋白，这两种蛋白都很重要，关键是要保持两种蛋白的均衡摄入。蛋白质的质量取决于它的生物价值，也就是说每100克摄入的蛋白质中有多少可以转换成身体自身的蛋白质。动物蛋白跟人体相近，脂肪含量更高，而植物蛋白的生物价值更高，也就是说，摄入的植物蛋白质可以更多地转化为身体自身的蛋白质。

因此，饮食中理想的蛋白质搭配最好是50% 动物蛋白（例如海鱼、瘦肉等）和 50% 的植物蛋白（例如豆类食物等）。

3. 饮食的意识

学习饮食知识，了解身体能量消耗、身体能量来源以及身体对于基本物质的需求，认识食物的特点，可以帮助我们培养良好的饮食方式，合理安排饮食结构。

德语俗语说得好，"吃和喝愉悦身和心"，吃饱并吃好是人性最基本的要求。饮食的数量和质量直接影响身体和思维，可以让身体充满力量，也可以使我们失去活力。良好的饮食习惯，能够保证身体获得适量的食物，使身体舒适健康；失衡的饮食习惯，让身体获得过多或过少的食物，容易造成新陈代谢紊乱。我们的人生应该是一个快乐的人生，良好的饮食的方式是我们愉悦人生的一个重要组成部分。

养成良好的饮食习惯，坚持运动，身体就会由此充满快乐激素，精力充沛一直到高龄。如果毫无饮食意识，没有节制，又缺乏运动，身体就会出现大小疾病，未老先衰。

我们的身体是生命的礼物，不是廉价商品可以任意对待。毫无控制的饱食和过度节食，分配不均的饮食搭配，会让身体成为废品，是自我伤害，慢性自杀。我们应该善待我们的身体，让我们的生命更有尊严。

饮食是身体最自然的需要。我们应该学会享受食物，享受吃的过程。饮食应该是生活的乐趣，不是完成填饱肚子的任务。享受吃的过程，是给灵魂的礼物，是一种文化。只要能够合理调配，每个人都是自己最好的饮食专家。

我们没有必要对丰盛的饭菜欣喜若狂，也不用放弃可口的食物来惩罚自己。只要合理搭配，保持运动，科学地饮食，饮食就是每天的快乐。

我们的饭菜不用淡白无味，也不必价格昂贵。我们需要的是用科学、理智和谦卑的心态，尊重盘中食物，发现每种食物的价值。

我们摄入的食物应该能够满足身体每天对能量的需要，不要过饱也不能挨饿。我们可以了解自己身体对于能量的消耗，认识各种食物的能量，有意识地控制食物的摄入量。必要的时候，可以每天记录自己摄入食物的能量，评估是否符合自己的身体总能量消耗，在此基础上，增加或者减少食物的摄入。

我们要了解各种食物的成分，合理搭配含有碳水化合物、脂肪、蛋白质以及纤维素的食物，兼顾身体需要的各种物质。每天要饮入足够的水分，摄入足够的粗粮食物，合理搭配蔬菜、水果、鱼、肉食、奶制品、鸡蛋等食物，尽量少吃甜食和油腻食物。

我们应该注重食物的质量，关注新鲜食物，摄入身体可以接受的食物，避免摄入身体不能消化的食物。

我们应该注意烹饪食物的方式。由于使用辅料的不同，烹饪方式的差异，同样的食材做成食品之后所含的能量不同所含营养也有差异。

我们应该按照身体的生物节奏进食：早餐多吃含有碳水化合物的食物，例如粗粮食物；午餐丰富多彩，保证身体获得各种物质和营养；晚餐少吃。正如俗语所说，"早餐如皇帝，午餐如国王，晚餐如乞丐"。

关于合理搭配饮食，很多国家都根据当地的情况提出了饮食建议，它们是一个参考。我们每个人可以根据自己的身体情况，参考这些均衡饮食的原则，寻找并保持适合自己身体的饮食方式。

饮食是我们每天面对的事情，均衡的饮食是我们对自己身体的责任。**与运动一样，有意识的饮食，需要毅力，需要坚持，只有这样我们才能做到有意识地健康生活，才能纠正很多不利于健康的饮食习惯，修复身体。**

五、学会放松

适量的运动和均衡的饮食，让身体舒适。学会放松，可以平静心灵，让精神愉悦。

在日常生活里，我们要给大脑提供适当安静的空间，避免过多的信息。工作的时候，我们要学会间断休息，让大脑安静，身体放松，例如静坐10～15分钟，短时午睡，关上手机，离开电脑等等。这些小小的"能量零食"可以排解压力。这本书后面附上的"办公间歇操"可以帮助大家缓解疲劳，谨作参考。做"办公间歇操"的时候，动作要适度，不要引起疼痛。

我们应该保持一个有规律的生活和工作节奏，每天安排固定的休息和进餐时间，保持身体活动，进行适量运动。

我们做事情应该轻重有别，确定比较现实的目标，还要有对他人和自己说"不"的勇气。

在日常的忙碌中，我们应该学会给自己留出空间和时间，学会与自己独处，脱离日常的义务，培养一些爱好，充实自己的生活。

我们要有合适的人生态度，没有必要追求完美，没有必要与他人攀比，要建立一种自信的生活。

我们有必要选择性地建立和谐的社会关系，保持和谐的家庭关系，维持舒适的友谊；亲密的父母与孩子的关系、夫妻关系、朋友关系可以增加我们身体里面的快乐激素，减少压力激素，让我们感到依恋和舒适。

　　我们也要学习一些放松的技巧，做一些放松练习，调节身心，例如呼吸放松、闭目静心、气功、瑜伽、自我内在生成放松法、关注力训练、雅科布斯肌肉循序放松法以及费尔登奎莱斯法。让放松成为一种生活习惯。

　　通过这些方式，我们可以放松身心。学会放松就是教育自己，与自己和睦相处，从而获得精神的自由，享受身体的舒适。

第五章

青春和健康的人生

适量的运动，均衡的饮食，放松身心，这是恢复和保持健康，延缓衰老，延长青春的良方。

在身心已经疲劳的时候，我们可以使用这个良方，纠正生活方式，给予身体重生的机会。

青春和健康不是来自梦想，也不是来自灵丹妙药，它来自身体力行：认识现在的自己，了解自己的愿望，学习科学的运动、饮食、放松方法以及各种健康知识，克服惰性，做自己的企业家，经营自己，有意识地生活。

身体是时间的借出品，我们应该善待。健康是对自己负责，也是对他人负责。生命之路绵延起伏，衰老疾病不可避免，生命是如此脆弱，不要等待推迟，以免为时晚矣。

坚持定时运动，注意均衡饮食，学会放松身心，建立好良好的社会关系，就可以及时更正自我、重塑身心、修复生命、开启自由人生。

我们希望这本书可以帮助更多人培养和提高这样的意识。

书写这些文字之时，晚霞洒满大地，为之涂上了一层绚丽的光辉，这个瞬间让人心安平静，这个瞬间可以成为我们每个人的瞬间。只要抓住机会，留住这样的闲情，每个人都能够享受到无数这样美丽的瞬间，拥有这一份福气。

让我们现在就动起来，用彩色弹力健身带强健肌肉，用拉伸练习让肌肉放松，用办公间歇操缓解疲劳的身体。

一、彩色弹力健身带

彩色弹力健身带,非常适合强化肌肉力量,增加肌肉量。

彩色弹力健身带有不同的颜色，表示不同强度，例如：红色弹力带在100%拉开的情况下，拉力为1.8千克；绿色弹力带在100%拉开的情况下，拉力为 2.7千克；蓝色弹力带在100%拉开的情况下，拉力为 3.5千克。

初次使用彩色弹力健身带训练，可以选择2～2.5米的红色或者绿色弹力带。彩色弹力健身带弹性大，拉得越开，阻力越大，强度越大。如果拉力减少，彩色弹力带自动缩短，动作不会过度。

如果为了紧缩肌肉，彩色弹力带的强度要能够让每个拉伸动作连续重复20～25次。开始的时候，可以做1～2套动作，然后慢慢增加到3套动作。做完1套动作以后，要休息30～60秒钟。

如果为了增加肌肉量，彩色弹力带的强度要能够让每个拉伸动作连续重复8～10次，使肌肉有发热的感觉，但又不是完全疲劳。可以做3～4套动作，每套动作之间休息1～2分钟。

使用彩色弹力带训练，可以进行多次短时小单元训练，也可以进行一次长时间大单元训练，效果相同。

注意事项：

（1）开始训练前，一定要做预热准备活动，例如配上音乐在原地轻轻地跑动。

（2）开始训练时，身体站稳，有意识地呼吸，吸气时身体放松，呼气时收缩肚脐，收紧臀部，骨盆略微提起，腰挺直。

（3）拉伸弹力带，可以把弹力带缠绕在双手上，拉力更大。

（4）弹力带一直保持拉紧，收回的时候也不要放松。

（5）拉伸动作不要太猛太快，动作越慢，肌肉受力越强。

（6）完成一套动作以后，肌肉应该感觉到疲劳。

（7）完成一套动作以后，要放松整理身体。

练习1　胸部肌肉训练

（1）双腿张开，与腰同宽，双脚踩上弹力带，弹力带两头缠绕双手，双臂微弯，与腰齐高；

（2）先吸气，再吐气；

（3）吐气的同时，双臂抬起，向斜上方画出半圆弧线，把弹力带拉到胸前，与肩齐高，双手相碰，如同一个拥抱的动作，双臂一直保持微弯，手心一直朝向身体；

（4）再吸气，双臂慢慢放下，返回开始时候的姿势；

（5）上身挺直，肩膀向后下拉，挺起胸部；

（6）同样动作重复多次。

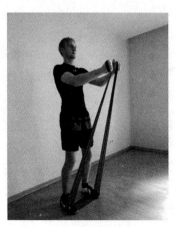

图1[①]

_____

① 本书所有图片版权均为克劳斯·霆特所有。

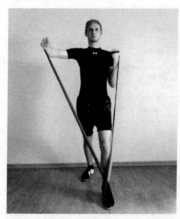

动回生命

练习2　上臂肱二头肌的训练

（1）双腿前后伸开，左脚踩在弹力带上，交叉弹力带，挺胸收腹；

（2）先吸气，再吐气；

（3）吐气的同时，左臂胳膊弯曲，把弹力带拉向肩膀，同时右臂略弯，从身旁抬起到与肩齐高，手心朝下，右臂保持弯曲；

（4）再吸气，双臂慢慢放下；

（5）同样动作重复多次；

（6）交换方向，同样动作重复多次。

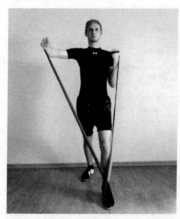

图2

练习3　上臂肱三头肌训练

（1）双腿分开，与肩齐宽，膝盖略弯，臀部和腹部收紧，左臂放在胸前；

（2）先吸气，再吐气；

（3）吐气的同时，右胳膊将弹力带向后拉开，胳膊肘靠近身体，左胳膊保持原位；

（4）再吸气，右下臂弯曲回到原位；

（5）同样动作重复多次；

（6）交换方向，同样动作重复多次。

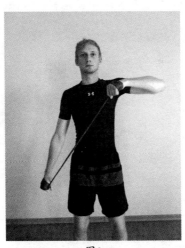

图3

练习4　腹外斜肌训练

（1）双腿张开，与肩齐宽，双脚踩在弹力带上，双膝略弯，挺胸抬头，膊肘略弯，把弹力带拉向头部上方，左手撑住腰部；

（2）先吸气，再吐气；

（3）吐气的同时，上身尽量向左弯曲（手臂不动，只是上身弯曲移动），直到不能再弯，停留片刻。

（4）再吸气，上身慢慢回到原位；

（5）同样动作重复多次；

（6）交换方向，重复多次。

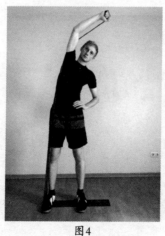

图4

练习5 腹部肌肉训练

（1）平躺在地面的训练垫上，双腿抬起，大腿与小腿成九十度，把弹力带放到小腿中间，双臂与肩膀齐宽；

（2）先吸气，再吐气；

（3）吐气的同时，上身慢慢向上卷起，肩膀离开地面，同时，双臂把弹力带向下拉至地面；

（4）再吸气，上身返回地面，腹部依然收紧；

（5）同样动作重复多次。

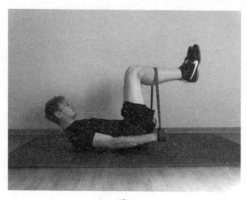

图5

二、拉伸练习

拉伸练习可以改善结缔组织和肌肉纤维之间的润滑度，拉长肌肉纤维，使疲劳的肌肉得以恢复。

做拉伸动作的时候，只要有一点扯的感觉即可，不要拉到感觉疼痛的程度。拉伸的时候，不要弹动，以免缩短肌肉。

注意呼吸缓慢匀称，不要憋气。

练习1　肩部拉伸

（1）双手握住放在身后交叉；

（2）双臂伸直，尽量向上抬高伸展；

（3）这个姿势保持10秒钟，然后放松；

（4）相同的动作重复5次，每次之间休息片刻。

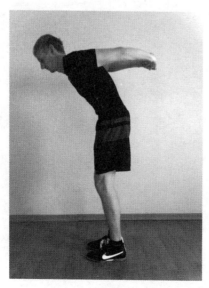

图6

练习2　胸部拉伸

（1）一只手撑在墙上，头转向与伸出胳膊相反的方向；

（2）上身也尽量转向头的方向；

（3）这个姿势保持10秒钟，然后放松；

（4）相同的动作重复5次，胳膊的高度可以改变；

（5）交换方向，更换另一只胳膊，相同的动作重复5次。

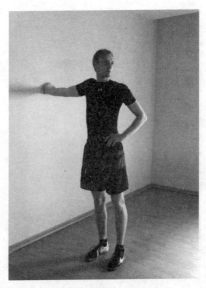

图7

练习3 上臂肱三头肌拉伸

（1）右臂弯曲放到头后；

（2）左手抓住右胳膊肘，向左边拉伸；

（3）这个姿势保持10秒，然后放松；

（4）相同的动作重复5次；

（5）交换方向，更换左臂，相同的动作重复5次。

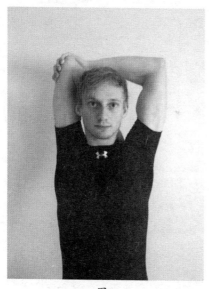

图8

练习4　腹外斜肌拉伸

（1）双腿向两边张开，上身弯向一侧；

（2）一只胳膊伸直，拉开上身，另一只手撑住腰部，膝盖站直；

（3）这个姿势保持10秒，然后放松；

（4）相同的动作重复5次；

（5）交换方向，更换另一侧，相同的动作重复5次。

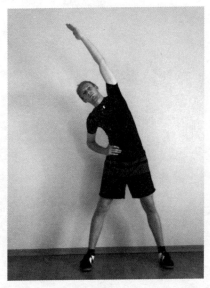

图9

练习5　大腿里侧拉伸

（1）双腿向两边张开，一只腿弯曲，膝盖与脚在一条线上；

（2）身体重量移到弯曲的腿上，另外一只腿保持伸直，目视前方；

（3）这个动作保持10秒钟，然后放松；

（4）相同的动作重复5次；

（5）交换方向，更换另一条腿，相同的动作重复5次。

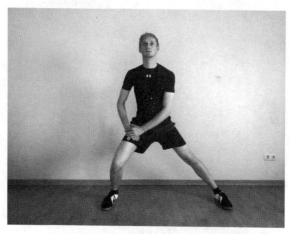

图10

练习6 大腿后侧拉伸

（1）左腿向前伸直，上身略微向前倾斜；

（2）身体重心向前移动，不要驼背，右腿膝盖略微；

（3）这个姿势保持10秒，然后放松；

（4）相同的动作重复5次；

（5）交换方向，更换右腿，相同的动作重复5次。

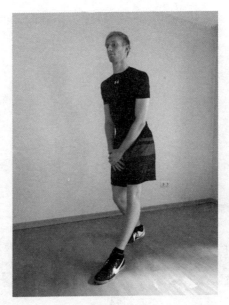

图11

练习7 大腿根部拉伸

（1）双腿前后大步伸开，前腿弯曲，膝盖在脚的上方，可见脚尖，后腿略弯；

（2）双手支撑在前面大腿上，骨盆向前移动，后面大腿部有拉的感觉；

（3）这个姿势保持15～20秒钟，然后放松；

（4）相同的动作重复5次；

（5）交换方向，更换另一条腿，相同的动作重复5次。

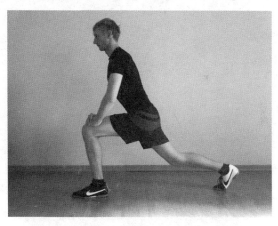

图12

练习8　小腿肚拉伸

（1）双腿前后拉开，前腿的膝盖弯曲，后腿伸直；

（2）盆腔和上身向前移动，身体的重量移到前腿上；

（3）保持10秒钟，然后放松；

（4）相同的动作重复5次；

（5）交换方向，更换另一条腿，相同的动作重复5次。

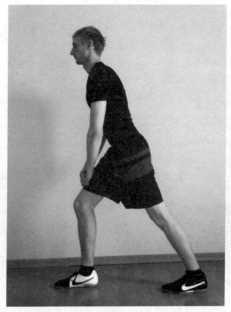

图13

练习9　臀部拉伸

（1）平躺到地面的训练垫上，抬起左腿并保持弯曲；

（2）右脚的脚腕放到左大腿上；

（3）双手抱住左腿，往身体的方向拉，直到臀部有拉扯的感觉；

（4）这个姿势保持10秒，然后放松；

（5）相同的动作重复5次；

（6）交换方向，更换右腿，相同的动作重复5次。

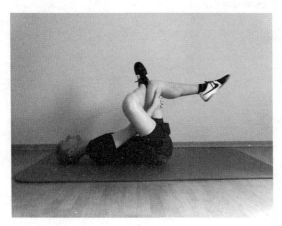

图14

三、办公间歇操

长时间静坐工作，眼睛盯着电脑和手机，颈部、肩部、背部、腰部、臀部以及腿部的肌肉都会缩短、紧张并疼痛。工作期间抽出时间，有针对地做一些伸展练习，可以预防并消除肌肉紧张和疼痛感。

下面的动作训练不需要任何器材，每天可以做，练习要小心适度，不要引起疼痛感。

练习1　拉伸肩膀前侧肌肉，伸展脊椎

（1）坐在椅子上，上身挺直，背部靠住椅背；

（2）双手握住，双臂从胸前水平伸出；

（3）深吸气，同时双臂向上垂直伸直；

（4）双臂尽量向后拉伸，深呼吸2~3次；

（5）吐气，同时双臂慢慢放下收回，放松片刻；

（6）同样动作重复两次。

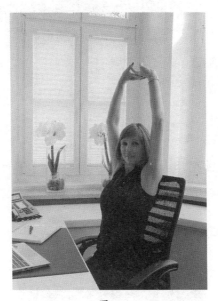

图15

练习2　拉伸上半身肌肉，提高脊椎的灵活度

（1）坐在椅子上，上身慢慢向前弯曲碰到大腿，弯曲不要勉强，适度即可，背部弓起，像猫背，头放松下垂；

（2）双手握住脚腕，轻轻移动拉伸上身，持续20秒，同时继续呼吸；

（3）双手放开脚腕，慢慢从下面开始一个脊椎一个脊椎地抬起上身，用双手撑住大腿，抬起身体；

（4）这个动作也可以用来放松身体：上身弯曲，双手在身体两边自然下垂，头下垂在两腿之间放松，保持30秒钟，再慢慢抬起上身，回到原位。

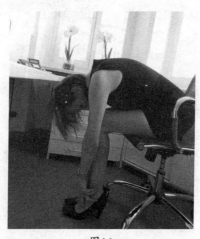

图16

练习3　拉伸胸部肌肉，避免肌肉缩短

（1）坐在椅子上，背部挺直，目视前方；

（2）收腹，肚脐向脊椎的方向收紧，腰背挺直不动；

（3）向身体两边伸出双臂，抬到肩部的高度，手心朝前；

（4）深吸气，双臂向后移动到有拉扯的感觉，胸部挺起，双肩下垂，保持5秒；

（5）吐气，慢慢放松，双臂移到胸前；

（6）双手上下重叠，双臂与肩膀同高，向前伸直，双肩一起向前移动；

（7）头放松下垂，脊椎略微弯曲，背弓起，放松刚才拉伸的胸部；

（8）呼吸三次，然后放松；

（9）这个练习也可以站着做，注意收腹。

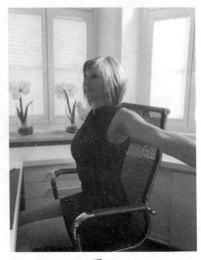

图17

动回生命

练习4　拉伸双臂和肩部肌肉，改善体态

（1）坐在椅子上，身体挺直，双手手指交叉，掌心向外；

（2）双臂抬到肩膀的高度，向前伸直接，肩胛拉紧；

（3）保持10秒，慢慢放松；

（4）这个动作也可以站立练习，站立时双腿与肩齐宽，膝盖略弯。

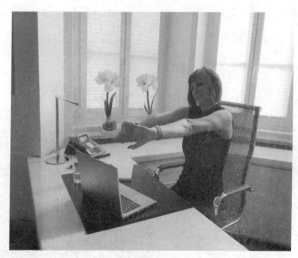

图18

练习5　拉伸颈部肌肉，消除颈部肌肉的紧张，避免由此引
起的头疼

（1）把头部慢慢向左边偏斜，目视前方，下颚抬起，
身体坐直，双肩下垂；

（2）左手放到头部上方，轻轻帮助头向左边拉伸；

（3）右臂慢慢向地面方向，肩膀下垂；

（4）这个姿势保持10秒，慢慢放松；

（5）重复两次，更换方向。

为了拉伸颈部后面的
肌肉，可以小心地把下巴
向下朝胸部方向移动，双
肩下垂。双手也可以交叉
放到脑后，稍微增强颈部
的拉伸动作，然后慢慢抬
起头，回到原来的位置。

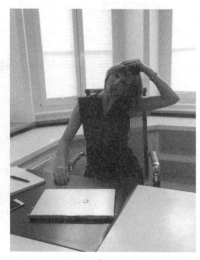

图19

练习6　拉伸强化小腿肌肉，保证血管通畅，避免腿部痉挛

（1）站立，双腿并拢，双手扶住椅背，或者支撑在桌面上，背部挺直；

（3）踮起双脚脚尖，脚后跟并拢抬高，以不失去平衡的高度为宜；

（4）保持10秒，慢慢放下脚后跟；

（5）相同动作重复10次；

（6）这个练习熟练以后，也可以练习单脚踮起脚尖练习。

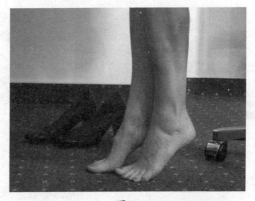

图20

练习7 拉伸大腿内侧、腰部和臀部肌肉

（1）坐在椅子中间，身体坐直，双腿平放，与肩齐宽；

（2）把左脚放到右腿上，左脚腕挨近右腿膝盖；

（3）左手放到左膝盖上，轻轻下压；

（4）上身略微向前弯曲，增强腿部的拉伸；

（5）保持2秒，然后放松；

（6）重复两次，更换方向，换到右腿。

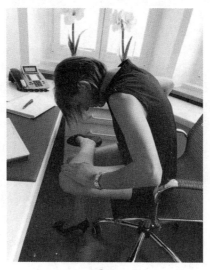

图21

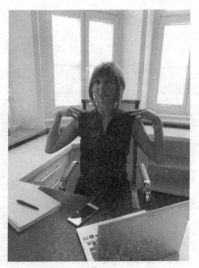

练习8 放松肩膀肌肉，预防和减轻肩膀肌肉紧张和疼痛

（1）坐在椅子上，上身挺直，不要靠椅背；

（2）双手手指放到肩膀上，手心朝下，胳膊肘与肩膀齐高；

（3）胳膊肘移动画圆圈，可以转大圈，也可以转小圈；

（4）向前转10次，再向后转10次；

（5）两个胳膊可以同时向一个方向转动，也可以同时逆向转动。

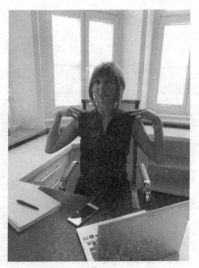

图22

练习9　放松眼睛

长期看电脑，眼睛容易疲劳，引起头痛，近视眼和其他眼病。所以眼睛要定时休息，例如向远处看，经常眨眼，保持眼睛湿润。

（1）搓手15秒，让手发热，闭上眼睛，双手放到眼皮上，享受手的热度；

（2）闭上眼睛，身体放松靠到椅背，设想一个"8"字，眼球滚动描写"8"字，重复10次；

（3）交换方向，向相反方向描写"8"字，重复10次；

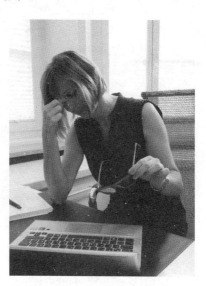

（4）睁开眼睛，头保持不动，眼睛向左、向右、向上、向下转动，再闭上眼睛；

（5）休息片刻，同样动作重复四次。

图23

青春和健康——动回生命

两年前的秋天，我认识了霆特医生。那时，我的身体刚刚摆脱一段长时间的疼痛，需要恢复和重建。

知道霆特医生，是先听说他主持的健康训练项目使参加过这个健康训练的人面貌一新。于是，我很想了解健康训练的方法和理念。

霆特医生邀请我去几百里外他的诊所。这样，我有机会听到霆特医生的报告并跟他长谈。霆特医生谈到了健康训练的方法、健康训练的效果，谈到了健康训练里面的人生，谈到了生活的意识和生命的本质。

与霆特医生的谈话，超出了纯粹医学和运动学的范围，对于我是意外的收获。我向霆特医生建议，把他的经验和思考记录下来，给予更多的人帮助。霆特医生工作繁忙，再三考虑之后，同意与我一起做这样一件事情。

　　《动回生命》描写了人体老化、负面紧张与压力、违反自然规律的生活方式和疾病等不良状态，分析并指出造成过早衰老和过多疾病的根本原因在于人本身。要改变这些状态，人必须从自身开始，承担对自己的责任，纠正自己的生活方式。

　　为此，《动回生命》详细介绍了一种纠正不良生活方式的方法——"整体综合健康训练"，解释了"整体综合健康训练"的理念，描写了健康训练的具体方法，并且分享了健康训练参加者的感受和体验。他们的变化是纠正不良生活方式、修复身心的最好说明。

　　根据"整体综合健康训练"的理念，《动回生命》提出了日常生活中预防疾病、延缓衰老，恢复并保持青春与健康的建议，介绍了运动、饮食、放松的基本概念和知识。

　　《动回生命》介绍了一种整体综合的健康训练理念和方法，记载了对于人生和生命的思考。它不是单纯的健康训练指南，更多是想作为一种启发，鼓励大家重新审视自己的身心和人生，更加关注自己，有意识地生活。

　　《动回生命》的写作过程中，我学习了书中的运动、放松和饮食的基本知识，尝试了耐力、力量、灵活与协调以及放松训练的各种运动方式，逐步选择了适合自己、切实可行的运动、放松以及饮食形式，受益匪浅。

在写作《动回生命》的过程中，我与霆特医生进行了多次交谈和探讨。我根据霆特医生医生提供的德文文字和诸多专业资料，加上我自己学习和尝试的各种运动和放松方式以及人生体验写出中文书稿。这本书没有现成德文原稿，是中文首发稿。

我之前没有太多医学、运动学以及饮食学方面的知识，写作过程是我学习的过程。我向霆特医生提出很多问题，霆特医生都耐心详细解答。霆特医生的文字和资料中有很多专业词汇，我仔细查阅，力求准确理解，写作行文中尽量避免过于专业的术语，希望以通俗易懂的方式表达出来，为许多与我一样的初学者提供阅读方便。如果行文表达中还有偏差，应是我的责任。

2011年与登山家布本多尔夫合写的《人生如登山》，可以给予大家精神启发；2018年与霆特医生合写的《动回生命》，可以帮助大家增强身体活力。

感谢霆特医生对我的信任，感谢他愿意介绍他的经验，鼓励更多的人学习健康知识，纠正生活方式；感谢中国发展出版社，让霆特医生和我能够与大家分享这些健康理念和知识；感谢包月阳社长对于本书写作和出版的关心；感谢范鹏宇主任以及孙睿、罗钦、鲍洁新三位编辑为本书的出版做出的努力；感谢水玉银文化对本书封面的精心设计；感谢霆特医生的助手蒂策女士做出的协调工作；感谢指导我运动的治疗师们耐心讲解各种运动知识；感谢陈锦峰医生给予我一些医学术语中文准确表达的帮助；感谢王潇女士对图片进行美化；感谢我的丈夫何剑鸣对我写作计划的支持；感谢我的孩子丹雅和安童乐于跟我一起学习书中的理念，尝试书中的各种运动和放松方法。

我愿意把这本书推荐给作为时代发展中流砥柱的同代中年人，愿大家更多关注自己，爱抚身心；愿意把这本书推荐给正在拼搏奋斗的年轻人，愿大家及早开始培养健康的生活方式；愿意把这本书推荐给正在颐养天年的老年人，愿大家通过积极主动的生活，健康长寿；也愿意把这本书推荐给所有的父母，愿大家身体力行，向孩子传教健康的知识和生活方式。

开始行动，开始运动，动回生命。

唐文平

2018年8月18日夜

于德国慕尼黑 翁特哈辛小镇

1. 国家战略

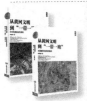

《从黄河文明到"一带一路"》（第1、2卷）

两卷的名字分别是"中华帝国的治乱得失"和"王朝覆灭的历史宿命"。本书对中国政治、经济、文化、军事进行了全面梳理，颠覆了很多人们对历史的评断，对于时下复兴阶段的中国社会也有着重要的启示。

《重现伟大中华史》

本书为《从黄河文明到"一带一路"》系列作品番外篇。书中梳理了主体叙述之外的一些重要观点，同时阐明了作者写作系列作品的初衷。本书作为主线作品的重要补充，相信在阅读后，能令您更加立体地理解作者思想的蓝图。

《持续执政的逻辑》

本书通过对历史脉络的梳理，以独特的视角，对中国历史上的王朝兴衰作了细致分析。本书注重资料的丰富性、全面性，以及论述的客观严谨性。

《国家重构：中国全方位改革路线图》

本书清晰勾勒出改革的标准、目的及核心价值观，并给出了经济体制、政治体制改革应遵循的原则，同时也特别强调，改革需要智慧、勇气和行动。

《生而贫穷》

这本书讲述了人类社会那些最诱人的东西（财富和权力），以及那些最残酷的东西（贫穷和压迫），在领悟先贤的思想并体会作者的良苦用心之后，相信你会更加深入理解一个人的命运、自我奋斗与历史行程之间的关系。

《新摩擦：中国 VS 西方》

新老巨头傲慢相遇，令人担忧的新摩擦与碰撞必然会发生吗？谁将在这场交锋中获胜，双方是否有可能陷入最坏的情形？

《改革：中国做对的顺序》

中国的改革做对了供给新制度的顺序，使得改革红利得以发挥，改革危机得到控制。相信这应该成为现代"中国故事"的重要情节，为改革正名，为未来引路。

《"一带一路"沿线国家安全风险评估》

本书就"一带一路"沿线国家安全风险展开评估，对各国国家安全风险进行分级，并分析主要安全风险源。运用大量资料与数据阐明安全风险产生的原因，以及潜在的风险等。

《2049 年的中国海上权力》

2049 年,中国完成"第二个百年目标"之时,中国将成为一个怎样的海洋强国,会超越美国吗?这是一部聚焦海洋战略,集战略规划、政策思考和战略预测于一体的著作,意在为您解答有关中国海洋强国的几乎所有重大问题。

《日本,日本》

本书从历史、国际法、美国干预、现实纠纷等方面讨论中日关系的现状与未来,目标并非贬损日本,更不是在骂日本,而在于提醒人们,当心日本。

《蒋介石为什么失去大陆》

从抗战胜利到被赶出大陆,蒋介石溃败的速度几乎超出了所有人的预期,短短四年时间究竟发生了什么?本书引用史料丰富,很多史料皆首次披露,鲜为人知但非常震撼。作者一改传统堆砌史料的沉闷文风,行文深入浅出、生动风趣,读来令人耳目一新。

《这个国家会好吗》

本书从经济视角入手,力图解释中国崛起的原因,并回答"中国会好吗"这一世纪之问。本书涉猎内容甚广:贫富分化如何产生、市场有哪些缺陷、地方政府如何定位……

《大象之殇》

这些年来,从政客、学者、媒体到投行分析师,许多西方人对印度不吝溢美之词,给印度奉上了一顶又一顶桂冠,中国国内持此论者也不乏其人。然而,真的是这样吗?真相究竟如何?

2. 金融投资

《不作不死》

中国资本田野,强者持镰,众弱耕耘多年竭泽而渔,岁逾荒芜,羊者狼皮,狼者人皮。金融小说家、《同业鸦片》作者顽石最新力作。

《理财金典:赢在 A 股》

一生能够积累多少财富,不取决于你能够赚多少钱,而取决于你如何投资理财。钱找钱胜过人找钱,要懂得钱为你工作,而不是你为钱工作。一书在手,即可透彻了解中国 A 股市场,迅速从门外汉成为炒股高手。

1. 国家战略

《从黄河文明到"一带一路"》（第1、2卷）

两卷的名字分别是"中华帝国的治乱得失"和"王朝覆灭的历史宿命"。本书对中国政治、经济、文化、军事进行了全面梳理，颠覆了很多人们对历史的评断，对于时下复兴阶段的中国社会也有着重要的启示。

《重现伟大中华史》

本书为《从黄河文明到"一带一路"》系列作品番外篇。书中梳理了主体叙述之外的一些重要观点，同时阐明了作者写作系列作品的初衷。本书作为主线作品的重要补充，相信在阅读后，能令您更加立体地理解作者思想的蓝图。

《持续执政的逻辑》

本书通过对历史脉络的梳理，以独特的视角，对中国历史上的王朝兴衰作了细致分析。本书注重资料的丰富性、全面性，以及论述的客观严谨性。

《国家重构：中国全方位改革路线图》

本书清晰勾勒出改革的标准、目的及核心价值观，并给出了经济体制、政治体制改革应遵循的原则，同时也特别强调，改革需要智慧、勇气和行动。

《生而贫穷》

这本书讲述了人类社会那些最诱人的东西（财富和权力），以及那些最残酷的东西（贫穷和压迫），在领悟先贤的思想并体会作者的良苦用心之后，相信你会更加深入理解一个人的命运、自我奋斗与历史行程之间的关系。

《新摩擦：中国 VS 西方》

新老巨头傲慢相遇，令人担忧的新摩擦与碰撞必然会发生吗？谁将在这场交锋中获胜，双方是否有可能陷入最坏的情形？

《改革：中国做对的顺序》

中国的改革做对了供给新制度的顺序，使得改革红利得以发挥，改革危机得到控制。相信这应该成为现代"中国故事"的重要情节，为改革正名，为未来引路。

《"一带一路"沿线国家安全风险评估》

本书就"一带一路"沿线国家安全风险展开评估，对各国国家安全风险进行分级，并分析主要安全风险源。运用大量资料与数据阐明安全风险产生的原因，以及潜在的风险等。

《2049年的中国海上权力》

　　2049年，中国完成"第二个百年目标"之时，中国将成为一个怎样的海洋强国，会超越美国吗？这是一部聚焦海洋战略，集战略规划、政策思考和战略预测于一体的著作，意在为您解答有关中国海洋强国的几乎所有重大问题。

《日本，日本》

　　本书从历史、国际法、美国干预、现实纠纷等方面讨论中日关系的现状与未来，目标并非贬损日本，更不是在骂日本，而在于提醒人们，当心日本。

《蒋介石为什么失去大陆》

　　从抗战胜利到被赶出大陆，蒋介石溃败的速度几乎超出了所有人的预期，短短四年时间究竟发生了什么？本书引用史料丰富，很多史料皆首次披露，鲜为人知但非常震撼。作者一改传统堆砌史料的沉闷文风，行文深入浅出、生动风趣，读来令人耳目一新。

《这个国家会好吗》

　　本书从经济视角入手，力图解释中国崛起的原因，并回答"中国会好吗"这一世纪之问。本书涉猎内容甚广：贫富分化如何产生、市场有哪些缺陷、地方政府如何定位……

《大象之殇》

　　这些年来，从政客、学者、媒体到投行分析师，许多西方人对印度不吝溢美之词，给印度奉上了一顶又一顶桂冠，中国国内持此论者也不乏其人。然而，真的是这样吗？真相究竟如何？

2. 金融投资

《不作不死》

　　中国资本田野，强者持镰，众弱耕耘多年竭泽而渔，岁逾荒芜，羊者狼皮，狼者人皮。金融小说家、《同业鸦片》作者顽石最新力作。

《理财金典：赢在A股》

　　一生能够积累多少财富，不取决于你能够赚多少钱，而取决于你如何投资理财。钱找钱胜过人找钱，要懂得钱为你工作，而不是你为钱工作。一书在手，即可透彻了解中国A股市场，迅速从门外汉成为炒股高手。